NOTES DU COURS DE PATHOLOGIE GÉNÉRALE

(1904-1905)

TROUBLES DE LA MOTRICITÉ, DE LA SENSIBILITÉ
ET DE LA SÉCRÉTION INTESTINALE

Dr P. VERGELY.

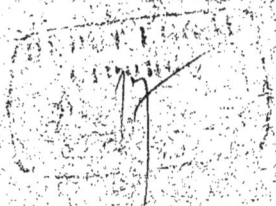

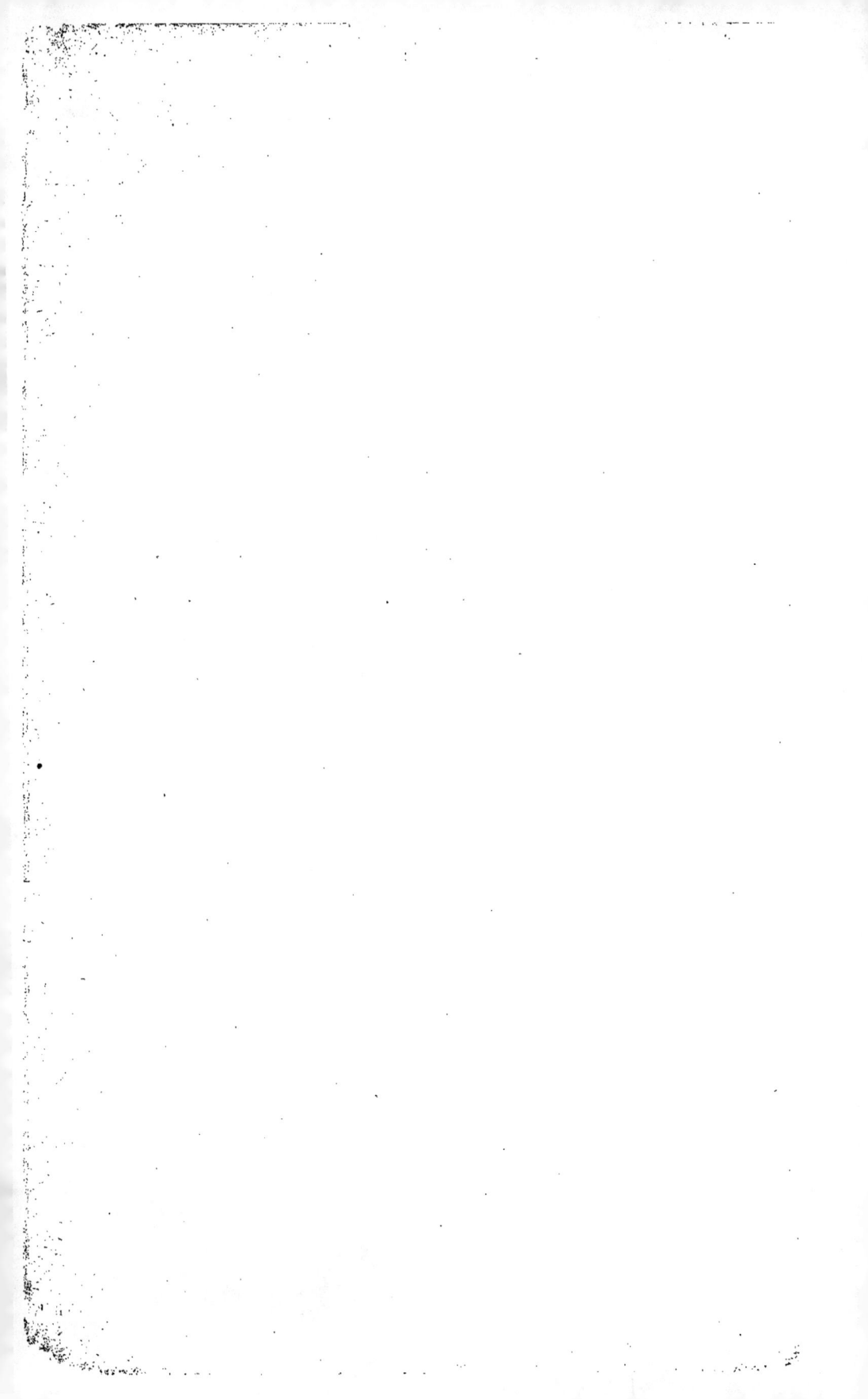

Des dessins et des préparations microscopiques ont servi de démonstrations à des points particuliers.

NOTES

DU

COURS DE PATHOLOGIE GÉNÉRALE

1904-1905

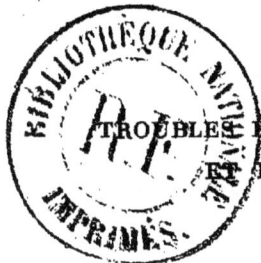

TROUBLES DE LA MOTRICITÉ, DE LA SENSIBILITÉ ET DE LA SÉCRÉTION INTESTINALE

PAR LE

Dr P. VERGELY

PROFESSEUR A LA FACULTÉ DE MÉDECINE DE BORDEAUX

I

PRÉMISSES PHYSIOLOGIQUES

Prémisses physiologiques : Mouvement péristaltique, mouvement anti-péristaltique. — Progression des substances digestives; siège dans les centres nerveux des excitants qui provoquent les contractions intestinales. Agents divers excitateurs de ces contractions. — Action du pneumo-gastrique et du sympathique sur la motilité intestinale. Conclusions des expériences de Courtade et Guyon. — Suc intestinal : glandes de Brunner, glandes de Lieberkuhn. Action de ce suc. Recherches de Paulow et ses élèves sur sa sécrétion intestinale. — Le réflexe acide contesté par Baylus et Starling. Recherches d Henriquez et Haillon, de Delzenne et Frouin.

Après l'exposé des notions anatomiques indispensables pour avoir présente à l'esprit la structure de l'intestin, il est nécessaire de se remémorer la physiologie de cet organe, dont les acquisitions nouvelles ont singulièrement modifié les notions acceptées jusqu'à ce jour. Il sera alors plus facile de mieux comprendre les troubles du mouvement, de la sensibilité et des sécrétions dont cet organe peut être affecté, sans recourir aux notions anatomiques et physiologiques qui auront été établies comme prémisses des questions de pathologie générale que comportent ces troubles.

Quand on ouvre le ventre d'un animal vivant ou qui vient de mourir, on voit se produire dans la masse intestinale, de proche en proche, comme une onde, un mouvement vermiculaire dû aux contractions des fibres circulaires de la tunique musculaire. Elles se déplacent lentement, surtout chez les carnivores, de haut en bas (mouvement péristaltique), chassant devant elles les matières intestinales, et se manifestant en plusieurs points à la fois. Les fibres longitudinales, plus superficielles, déterminent un raccourcissement de l'intestin et un plissement de la muqueuse.

Dans le gros intestin, les mouvements sont plus lents et moins étendus.

Les excitations mécaniques, chimiques, électriques, augmentent ces contractions.

Quand on excite l'intestin par des chocs d'induction rapide (tétanisation), on détermine un étranglement annulaire qui se propage de bas en haut quand le courant employé est intense. Le rétrécissement des fibres longitudinales qui se produit en même temps se propage de haut en bas (Lüderitz, Landois, *Phys. humaine*, p. 276, 1893).

Ce sont ces mouvements de contractions lentes qui font cheminer les aliments depuis le pylore jusqu'à la valvule iléo-cæcale. C'est le mouvement normal, mouvement péristaltique; le mouvement en sens inverse est le mouvement antipéristaltique. Ce mouvement, à l'état normal, n'existe pas. On a reconnu que ce sont de simples ondes de retour et qu'elles n'ont pas le pouvoir de faire refluer les liquides vers les parties supérieures.

Le chyme mélangé au suc intestinal, au suc pancréatique, à la bile, devient alcalin et excite, par action réflexe, les contractions intestinales péristaltiques. La marche de ce liquide est retardée par les plis transversaux de la muqueuse, les valvules conniventes, par les contractions rythmiques de l'intestin, par ses circuits, par la progression, en sens inverse, dû à la pesanteur. Trois heures sont nécessaires pour l'amener à la valvule iléo-cæcale; le détroit franchi, ce liquide, devenu épais, pâteux, mû par les contractions plus lentes du gros intestin, mettra vingt heures et plus pour arriver à l'orifice anal.

En 1902, Cannion a pu constater, par les rayons Röntgen, chez des chats auxquels il avait fait ingérer des boulettes de bismuth, les contractions de l'intestin grêle, qui compriment les matières alimentaires et les poussent progressivement dans le gros intestin. Dans la région cæcale, elles subissent une sorte de brassage : la partie liquide est absorbée et le résidu, demi-solide, est poussé dans le gros intestin, où il s'accumule pour être amené, par des contractions intermittentes, brusques, dans le côlon descendant, où les matières s'épaississent encore et se moulent.

Les contractions intestinales sont provoquées par l'excitation des tubercules quadrijumeaux, des corps striés, des couches optiques (Budge et Valentin), par l'excitation des divers points du bulbe (Schiff), par la suppression de l'afflux sanguin, par le retour de cet afflux sanguin, momentanément arrêté, par l'exposition des anses intestinales à l'air, par l'échauffement à 42° (Bokaï), par l'acide carbonique, le gaz des marais, l'électrisation, etc.

La bile, les extraits de matière fécale, de viandes putréfiées (Bokaï), les acides de fermentation, les poisons convulsivants : la strychnine, l'ergot de seigle, la muscarine, etc., ou qui agissent sur le système nerveux : daturine, hyosciamine; qui modifie les contractions : l'atropine, pour n'en citer que quelques types, mettent en jeu ces contractions.

Tous les purgatifs agissent en excitant la muqueuse :

depuis les drastiques (gomme-gutte, scammonée, jalap, etc.), qui l'excitent violemment, jusqu'à ceux qui agissent sur le système musculaire : le séné, par son acide chrysophanique et sa cathartine. Les purgatifs qui sollicitent la sécrétion de la bile (cascara sagrada, podophyllin, évonymine, etc.), et ceux qui produisent une sécrétion séreuse : les sels neutres (sulfate, phosphate de magnésie, de soude), ou s'adressent à une partie spéciale de l'intestin (aloès), produisent tous une irritation de la muqueuse et des excitations réflexes [1].

Les corps étrangers intestinaux : calculs biliaires, noyaux de fruits, graines, cellulose, inattaquables aux sucs intestinaux (vers, lombrics, fragment de fer, de pierre, de verre, etc.), excitent les réflexes de la muqueuse et provoquent la tétanisation de portions circonscrites de l'appareil musculaire.

Certains états psychiques : la tristesse, l'angoisse, la peur, se transmettent du cerveau à la moelle, centre des actions vaso-motrices, et aussi les excitations portées sur divers points du système nerveux pour atteindre le plexus myentérique (plexus d'Auerbach).

Ce plexus, centre moteur automatique, dont il a été question à la partie anatomique, est situé entre les couches musculaires longitudinales et les couches musculaires transversales; c'est à lui que des portions d'intestin, complètement séparées du reste du tube digestif, doivent de pouvoir manifester des mouvements péristaltiques.

Les recherches sur l'action du pneumogastrique et du sympathique sur l'intestin (Pflueger, Mayer et V. Basch et autres) ont donné lieu à des contestations.

---

[1] Les récentes recherches sur les purgatifs organiques ont démontré que plusieurs sont pourvus de cette propriété parce qu'ils possèdent plusieurs fonctions alcool, des glucosides ou des dérivés des quinones (voir Brissemoret, thèse de Paris, 1903).

Récemment, elles ont été reprises dans le laboratoire du Collège de France, à l'instigation de M. J. Frank, par MM. Courtade et Guyon *(Archives de physiologie,* 1897, t. XXIX, p. 432), et voici les conclusions de ce travail (sur l'influence motrice du grand sympathique sur l'intestin grêle) :

1° En même temps que l'excitation du grand sympathique amène le relâchement de la couche longitudinale, il provoque la contraction tonique de la couche circulaire. Les mouvements rythmiques sont suspendus pendant toute la durée de l'excitation.

2° La contracture d'une des couches musculaires et le relâchement de l'autre sont sous la dépendance exclusive du grand sympathique. La section préalable du pneumogastrique ne la modifie pas. L'excitation des bouts périphériques de ces deux nerfs est sans effet.

3° Contraction et relâchement sont indépendants de la vaso-dilatation ou de la vaso-constriction.

4° L'excitation du bout périphérique peut provoquer une contraction de la couche longitudinale et une dilatation de la couche circulaire quand l'intestin est dans des conditions défectueuses (circulation anormale, perte de tonicité des parois intestinales).

5° La réaction de l'intestin normal, quand on excite le nerf splanchnique, branche du grand sympathique thoracique, est identique pour la couche musculaire circulaire à celle qui se produit dans la vessie quand on excite le nerf hypogastrique, branche du grand sympathique abdominal.

Pour Morat et Doyon, le sympathique agit sur les fibres musculaires longitudinales; le vague les paralyse, mais excite les fibres circulaires.

Les recherches de MM. Courtade et Guyon sont plus conformes à celles de Mayer, de Basch et de O. Nasse. Le pneumogastrique agirait surtout d'une façon indirecte en excitant l'estomac. Cependant en 1899 (Soc. de ,biol.), MM. Courtade et Guyon ont reconnu que le pneumogastrique agit sur l'estomac et l'intestin comme le nerf sacré sur la vessie et le rectum : tous deux provoquent d'abord la contraction primitive des fibres longitudinales et la contraction secondaire des fibres .circulaires. Le sympathique provoque des contractions toniques; le pneumogastrique des contractions brus-ques, rapides, réitérées.

Le suc intestinal est fourni spécialement par les glandes de Lieberkuhn, auxquelles s'ajoute le suc des glandes tubuleuses conglomérées de Brunner dans le duodénum.

Les glandes de Brunner contiennent de la mucine, des matières albuminoïdes et un ferment de nature incon-nue, on les avait assimilées au pancréas. L'extrait aqueux de ces glandes dissout les matières albuminoïdes à la température du corps et a un faible pouvoir saccha-rifiant (Krolow), mais est sans action sur les graisses.

Les glandes de Lieberkuhn de l'intestin grêle sé-crètent un suc aqueux, celles du gros intestin un mucus visqueux; ce sont des glandes en tubes simples en forme de doigt de gant.

Le suc intestinal qu'on obtient en pratiquant une fis-tule par le procédé de Thiry est jaunâtre clair, opa-lescent, très alcalin, effervescent par les acides; il ren-ferme de l'albumine et des ferments, et dans le gros intestin de la mucine.

L'action digestive du suc intestinal est très obscure : énergique chez le chien, elle est faible chez les autres animaux.

Il possède : 1° un faible pouvoir saccharifiant; 2° il transforme la maltose en sucre de raisin; 3° la fibrine est lentement peptonisée; 4° les graisses ne sont qu'en partie émulsionnées.

D'après Claude Bernard, l'intestin contiendrait un ferment inversif.

L'influence du système nerveux sur cette sécrétion est mal connue.

La section des pneumogastriques serait sans action.

La diminution des sécrétions intestinale et gastrique s'observe dans certaines maladies nerveuses; elle est augmentée au contraire dans d'autres.

Un certain nombre de substances se retrouve dans ce suc intestinal : iode, brome, lithine, sulfocyanure, fer, etc. (Quincke, Landois).

Toutes ces notions sur le suc intestinal contenaient beaucoup de faits incertains, vagues, incomplets, quand de récentes recherches, dues à l'initiative du physiologiste russe Paulow, sont parvenues à dissiper quelques obscurités de ce difficile problème.

On remarquera, en premier lieu, que la digestion des substances albuminoïdes est des plus *complexes*, et qu'on ne se fait pas une idée exacte des *transformations* qu'éprouve la molécule albuminoïde en présence des ferments digestifs. Quels composés séparent cette molécule albuminoïde de ses produits ultimes : l'ammoniaque et l'azote? Ces composés sont bien incomplètement connus.

La digestion gastrique, par sa diastase, la *pepsine*, prépare la digestion intestinale qui s'effectue par le suc pancréatique, et sa diastase, la *trypsine*.

La pepsine mériterait à peine le nom de diastase d'après Duclaux; la trypsine, au contraire, attaquerait vivement la molécule albuminoïde et en séparerait des principes comme la tyrosine, qu'on peut reconnaître à l'aide du réactif de Milon.

D'après Paulow et Chepowalnikoff, les sécrétions gastriques et intestinales seraient actionnées par la vue des aliments, et l'arrivée de ceux-ci dans l'estomac modiflerait *la nature* de la sécrétion suivant l'espèce de ces aliments.

Ainsi, d'après Paulow, le pain amène la sécrétion d'un suc riche en ferments; la viande agit sur la sécrétion acide.

Suivant Lobanof, l'adaptation de la sécrétion gastrique résulterait d'une *série de réflexes* agissant sur les glandes stomacales, réflexes qui ne se produiraient plus après la section des nerfs.

Cette action s'exerce encore plus *énergiquement* sur le suc pancréatique. Il résulte, en effet, d'expériences pratiquées sur des chiens que, suivant *l'espèce d'aliments, la teneur* du suc pancréatique en trypsine, amylase et lipase varierait notablement.

Jusque-là, on n'avait trouvé dans le suc intestinal que de la sucrase, et les macérations d'intestin avaient une faible action amylolytique, ainsi qu'une action maltasique. Lorsque Paulow et son élève Chepowalnikoff (thèse Pétersbourg, 1899) découvrirent le rôle kinasique du suc intestinal, c'est-à-dire l'action du suc intestinal sur le suc pancréatique dont il augmente les propriétés digestives sur les albuminoïdes, on crut que c'était un ferment qui augmentait l'action d'un autre ferment.

Pour expliquer l'excitation sécrétoire pancréatique, Paulow avait mis en avant le rôle réflexe d'un chyme imprégné d'acide chlorhydrique (réflexe acide), excitation des nerfs sensibles de la muqueuse duodénale d'un réflexe sécrétoire sur le pancréas.

Bayliss et Starting contestèrent cette opinion. D'après leurs expériences (injection dans les veines d'un chien atteint d'une fistule pancréatique temporaire de macération de muqueuse intestinale dans de l'eau acidulée avec ClH à 4 p. 1000), on neutralise et on fait bouillir; il ne s'agirait pas d'une action purement réflexe : l'acide chlorhydriqce provoquerait dans l'intestin la formation d'une substance particulière : *la sécrétine*, dont l'absorption et la circulation auraient pour effet d'exciter la sécrétion pancréatique; quand on injecte cette sécrétine dans les veines, la sécrétion pancréatique s'écoulant au dehors par une fistule devient très abondante, mais possède faiblement la propriété d'agir sur les albuminoïdes. Les recherches entreprises par Wertheimer et Lepage, Popioleki, Herg ont démontré la réalité de l'action réflexe sur la sécrétion pancréatique, mais une large part revient à l'action humorale, action spécifique de la sécrétion introduite dans le sang sur la sécrétion de la glande pancréatique.

MM. Henri Portier et Falloise et plus tard MM. Henriquez et Haillon (*Congrès de Madrid*, 1903; *Presse médicale*, 1904, p. 106) ont constaté que la sécrétion injectée dans le système artériel a non seulement pour effet d'exciter la sécrétion pancréatique, mais encore la sécrétion biliaire. Cette sécrétine aurait aussi pour effet d'activer la contraction intestinale.

M. Delezenne et M. Frouin, de l'Institut Pasteur, ont vu également que cette sécrétine exerce son action non seulement sur le foie et le pancréas, mais encore sur la sécrétion du suc intestinal de l'iléon. Wertheimer et Lepage avaient antérieurement démontré que le jéjunum se comporte comme le duodénum. Le duodénum physiologique s'étend jusqu'à l'iléon.

II

On ne connaît rien sur la nature chimique de la kinase intestinale; cette substance, qui ne serait pas un ferment soluble, ni une substance minérale, mérite-t-elle le nom de diastase? Ce n'est pas l'avis de Bourquelot; néanmoins, Chepowalnikoff en fait une diastase, parce qu'elle est rendue inactive par une température de 65 à 70°; de plus, elle est précipitée par l'alcool et entraînée par un précipité de phosphate de chaux. Quand on la fait agir sur une substance albuminoïde, il y a disproportion entre la substance agissante et l'effet produit.

Un fragment d'albuminoïde sur lequel on a fait agir de l'entérokinase est plus rapidement attaqué par la pepsine et la trypsine qu'un autre fragment qui n'a pas subi cette action.

Paulow a montré qu'on la rencontrait surtout dans le duodénum et le jéjunum, peu dans l'iléon.

M. Delezenne (diverses communications à la Société de Biologie, 1901, 1902, 1903) a découvert qu'elle se localisait dans les plaques de Peyer, dans les ganglions mésentériques, dans divers appareils lymphoïdes; il en fait, en somme, une substance d'origine leucocytaire. Déjà, Zabolonsky avait démontré la présence d'un

ferment amylolitique dans les globules blancs du sang.
(Zabolonsky, *Semaine médicale*, 1900, p. 246.) On
comprend l'importance de ce fait dans les maladies où
l'appareil lymphoïde est atteint et les troubles digestifs
qui peuvent en résulter.

M. Delezenne, exagérant peut-être l'importance de l'entérokinase et des kinases microbiennes, si on s'en rapporte à M. Camus et Gley, dénierait toute action au suc
pancréatique en l'absence de ces ferments. On voit que
ce distingué biologiste étend jusqu'à des microbes la
propriété de produire une kinase favorisante de la
trypsine.

Il faut ajouter à ces recherches que pour Paulow
le véritable stimulant de la lipase n'est pas le suc intestinal, mais la bile. Cependant, l'entérokinase posséde-
rait une action accélératrice sur l'amylase et la lipase.
(Pozerski. Voir sa thèse : *De l'Action favorisante du suc
intestinal sur le pouvoir amylolitique du suc pancréatique et de la salive.* Paris, 1902.)

Ces remarquables recherches, exposées plus haut, ont
singulièrement modifié l'état de nos connaissances sur
la physiologie du suc intestinal. Cependant, bien des
points sont encore à revoir, à éclaircir, à édifier défi-
nitivement.

Toutes nos connaissances péchaient par un point
important, jusqu'à ces derniers temps : c'est que le suc
intestinal était étudié en bloc; l'action du suc pancréatique, de la bile n'avait pas été séparée de l'action
de l'entérokinase.

En résumé, l'entérokinase, les kinases microbiennes
activeraient les sécrétions pancréatique et biliaire et
le mouvement intestinal; de plus, elles rendraient beaucoup plus active l'action digestive de la trypsine.

Quelques notions très succinctes sur les fermentations déterminées dans l'intestin par les microbes et

l'indication des produits chimiques auxquels elles donnent naissance, compléteront ces connaissances physiologiques préliminaires.

Pendant toute la période fœtale jusqu'à la naissance, les fermentations ne peuvent se produire dans le tube digestif : aussi, pas de gaz chez le nouveau-né.

Les premières bulles d'air pénètrent dans l'intestin avec la salive avalée. Les germes des microorganismes sont ainsi introduits dans le tube digestif et donnent lieu à la formation de gaz déterminés par la fermentation.

La composition de cette masse gazeuse intestinale dépend de plusieurs causes : de l'état de l'intestin, des produits ingérés.

Les gaz trouvés par Rolle et Ruge sont l'acide carbonique, l'hydrogène, le gaz des marais (CH_4 et quelquefois C_2H_4), l'azote et l'acide sulfhydrique au niveau du gros intestin.

L'oxygène absorbé disparaît à la fin de l'intestin grêle où on ne trouve que du CO_2 provenant du sang par diffusion.

Les fermentations sont produites par des microbes qui habitent l'intestin; leur nombre est considérable et leur variété est très grande. Quelques-uns sont des hôtes habituels, les autres sont accidentels, passagers. Les uns président aux fermentations normales, les autres aux fermentations anormales.

Ces microbes ont pénétré dans le tube digestif, qui est absolument aseptique à la naissance de l'animal, avec l'air et les liquides qu'il a déglutis.

Les microbes normaux, les commensaux du tube digestif, dont le colibacille est le prototype, sont-ils utiles ou nuisibles aux fonctions de cet organe? Pasteur croyait à leur utilité. Quelques expériences pratiquées chez des poussins, pour s'assurer de cette utilité, ont montré que le développement est plus rapide avec les germes qu'avec une nourriture aseptique. On conçoit la difficulté de pareilles expériences et les réserves qu'il faut mettre à leurs conclusions.

Mannaberg en a donné l'énumération (voir Mathieu, *Traité des maladies de l'estomac et de l'intestin*, 1901, p. 103). On peut citer parmi ces bacilles très variés : bacterium coli commune, subtilis, proteus, butyricus, etc.; des cocci : streptococcus coli gracilis, liquefaciens, pyogenes. etc.; des champignons : torula, levures rouges, levures encapsulées, monilia candida, etc., et bien d'autres dont l'existence est problématique. On verra qu'habituellement inoffensifs, leur virulence, si elle est exaltée, peut produire des troubles pathogènes graves qui simulent ceux des bacilles, qui sont toujours pathogènes, comme le bacille virgule, le bacille d'Eberth, le bacille de Koch.

Sans entrer dans le détail du rôle des divers microbes dans les fermentations, il convient d'indiquer leur action en présence des divers groupes d'aliments, et les produits les plus importants auxquels ils donnent naissance.

Ainsi, en présence : 1° des hydrates de carbone, le bacillus acidi lactici donne naissance à l'acide lactique; le bacillus butyricus, à de l'acide butyrique; certains micrococoques et les cellules de levure, à de l'alcool.

L'amidon et la cellulose, sous l'action du bacillus butyricus et du vibrio regula, font, finalement, un hydrate de carbone sucré.

Le bacillus subtilis, les spirilles du fromage, transforment l'amidon en sucre; d'autres amènent la formation d'invertine, qui fournit plusieurs espèces de glucose (dextrose, lévulose, galactose).

2° Les graisses, sous l'influence d'organismes encore inconnus, se dédoublent par hydratation en glycérine et en acides gras.

Quand la réaction est neutre, il se forme, en outre, de l'acide succinique et un mélange d'acides gras, de l'hydrogène, de l'acide carbonique.

Avec le bacillus subtilis, il se forme de l'alcool, de l'acide caproïque, de l'acide butyrique et de l'acide acétique; dans d'autres cas, de l'alcool butylique.

Les acides gras, surtout à l'état de savons calcaires, composent un excellent milieu fermentescible.

3° Les matières albuminoïdes qui n'ont pas été digérées et leurs dérivés subissent une fermentation dans l'intestin sous l'influence de divers micrococoques.

Plusieurs de ces microorganismes, le bacillus subtilis, les spirilles du fromage, produisent un ferment peptonisant dont l'action paraît se joindre à celle des enzymes peptiques.

La digestion des matières albuminoïdes par le pancréas s'arrête à la formation des acides amidés, de la leucine, de la tyrosine et autres corps.

Dans le gros intestin, ces matières subissent une plus complète et plus profonde décomposition; sous l'influence de la fermentation putride, il se forme, en dernier lieu, de l'acide sulfhydrique, de l'hydrobilirubine, de l'indol, du scatol, une petite proportion de phénol, de l'excrétine très voisine de la cholestérine et une substance odorante *sui generis* très adhérente au scatol et à l'indol.

On ne rencontre ces substances dans l'intestin grêle que d'une façon anormale, dans des lésions de cette partie de l'intestin.

La formation de ces produits : indol, scatol, phénol, auxquels on peut ajouter diverses substances phénolées, arrêtent les phénomènes de la putréfaction.

Ces produits divers, en effet, déterminent la mort des microorganismes qui ont causé cette putréfaction.

L'excès de ces fermentations peut devenir anormal et créer des intoxications.

Bouchard a extrait des matières fécales, par l'eau et par l'alcool, des substances toxiques qui, injectées dans les veines, ont montré leur extrême nocivité, et agissent comme celles que Gaspard, Panum, Bergmann, Selmi, Gautier, Brouardel, Brieger, ont tirées de matières organiques putréfiées des ptomaïnes (voir Landois, *loc. cit.*, et Mathieu, *loc. cit.*, p. 194). Tout récemment. M. Charrier, résumant des recherches antérieures, a étudié ce rôle pathologique des poisons de l'intestin (*Sem. méd.*, 1904, n° 47).

Ces fermentations, dont on vient d'esquisser la production, l'évolution, l'utilité, peuvent devenir le point de départ d'accidents pathologiques quand elles évoluent d'une façon anormale, quand elles sont exagérées.

Ce sont elles alors qui amènent les troubles de la motilité, de la sensibilité et des sécrétions qui vont être successivement exposées et dont la notion était indispensable à l'intelligence de ces troubles pathologiques.

Ces prémisses anatomiques et physiologiques posées, on examinera d'abord les *troubles généraux de la motilité*. Ce n'est que schématiquement qu'on peut envisager ces troubles en dehors des troubles de la sécrétion, de la sensibilité. Ils sont, en effet, enchaînés les uns aux autres et dans une dépendance mutuelle. Ils ne sont pas aussi aisés à étudier que ceux de l'estomac; ils sont, d'ailleurs, moins accessibles à nos divers moyens d'investigation.

Ils se cantonnent dans les divers segments de l'intestin, et les troubles locaux et généraux qui les accompagnent varient avec le siège qu'ils occupent, sans avoir, néanmoins, des différences assez nettement tranchées pour permettre de fixer avec précision le point exact des accidents.

III

Troubles généraux de la motilité, le plus souvent unis à ceux de la sensibilité, de la sécrétion. — La contraction peut être pervertie, exagérée ou abolie. — Contraction tonique. Spasme admis depuis longtemps repoussé par Raige-Delorme, Masson, Guignard. — Preuves de la réalité du spasme : Andral, l'observation de Jaccoud. — Le spasme est accepté par les médecins étrangers : Thèse de Henrot sur les pseudo-étranglements; travaux de Duchausson, de Thibierge; discussion de Société de Chirurgie en 1897; communication de Heidenham au XXIVe Congrès de chirurgie allemande. — Opinions diverses sur le spasme intestinal : travail de Cherchewsky, observations de Debove, de Jollet. — Spasme dans la colite pseudo-membraneuse : conclusions de la thèse de Mondain. — Spasme et paralysie.

Cette *motilité* peut être *pervertie, exagérée* ou *abolie.*

Nous n'avons pas l'intention de faire un exposé didactique des vastes questions que comporte le sujet, mais d'indiquer les points les plus controversés et les moins étudiés.

La contractilité est pervertie quand elle a perdu ses caractères rythmiques : tantôt elle est clonique, tantôt tonique. Quand cette contraction lente est assez persistante, tonique, assez énergique pour effacer le calibre des canaux par l'action des fibres musculaires, elle est appelée *spasme* (spasme de l'œsophage, de l'urètre, de la vessie, etc.).

Admises depuis les temps les plus reculés sans conteste comme une des causes de l'obstruction intestinale sans lésions matérielles de l'intestin, son exis-

tence et son action furent en partie contestées par
Raige-Delorme (*Dict. en 30 vol.*, art. *Volvulus*, t. XXX,
p. 861). Il n'accepte pas cette cause d'obstruction;
cependant, page 877, après avoir dit « que toujours on
a constaté un obstacle mécanique », il ne peut s'empêcher d'ajouter : « Pour admettre un iléus spasmodique,
» on est forcé de se rejeter sur les cas où les accidents
» ont spontanément cédé... mais on peut concevoir que
» l'obstacle mécanique a dû et a pu cesser. Il est, tou-
» tefois, des cas où *l'iléus a pour point de départ*
» *une sorte de contraction spasmodique*, et peut être
» ainsi désigné quand il succède à une constipation
» qui n'est point produite par quelque lésion organique. »
  Raige-Delorme n'est donc pas aussi intransigeant
que l'ont avancé ceux qui l'ont incomplètement cité.
Quant à Georges Masson (thèse de Paris, 1857), il de-
mande « que les partisans de l'iléus nerveux publient
» l'autopsie d'un individu ayant succombé avec les
» symptômes de l'occlusion intestinale, et chez lequel
» on n'aura trouvé aucun obstacle mécanique au cours
» des matières, et l'existence de l'iléus nerveux cessera
» de reposer sur une hypothèse ». Aujourd'hui que des
nécropsies, des biopsies ont été pratiquées pour des
obstructions intestinales, Masson ne tiendrait plus
sans doute ce même langage. Ce n'est pas à dire, cependant, que tous les adversaires du spasme ont
désarmé; nous trouvons dans un livre classique (*Traité
de chirurgie* de Delbet Ledentu, t. VII, p. 524), sous la
signature d'un chirurgien distingué des hôpitaux,
M. Guignard : « On a parlé aussi d'un pseudo-étrangle-
» ment qui serait dû à une contracture spasmodique
» des tuniques musculaires de l'intestin. Budge et Va-
» lentin ont produit du spasme intestinal en excitant les
» tubercules quadrijumeaux, les corps striés, les

» couches optiques; Schiff, en excitant divers points du
» bulbe. C'est de la physiologie, ce n'est pas de la
» clinique. La suppression de l'afflux sanguin et le
» retour de cet afflux, momentanément arrêté par l'ex-
» position des anses intestinales à l'air, produirait le
» même effet pour expliquer les rétentions stercorales
» après la laparotomie... Ce n'est pas de la clinique,
» ce n'est pas de la physiologie, c'est du *pur roman.* »

Ce roman a été écrit par des physiologistes comme
Landois, O. Nasse, Bokaï et Calvioli, etc.

Aussi n'est-il pas étonnant que M. Guignard n'ait
pas eu un seul succès dû au lavement électrique, si
puissant contre le spasme. « Il est vrai que la plupart
du temps on n'appelle pas le chirurgien quand l'électricité a amené la guérison » (page 545).

M. Lejars (*Traité de chirurgie d'urgence*, 4ᵉ édition),
qui est moins affirmatif que M. Guignard au sujet du
spasme, dit (p. 440) : « J'ai vu opérer M. Boudet,
» électricien à Paris, et j'ai été frappé des résultats
» qu'il obtenait; depuis, j'ai eu recours maintes fois
» au lavement électrique, et je lui dois de nombreux
» succès. »

Le professeur Bergonié (de Bordeaux), qui a une
grande pratique des lavements électriques dans l'obstruction, croit aussi qu'elle est souvent produite par
le spasme.

Quant à la pseudo-occlusion spasmodique, elle
paraît cependant avoir été reconnue à la discussion de
la Société de Chirurgie de 1897.

Il est inutile de remonter à Galien, à Cœlius Aure-
lianus, pour prouver que le spasme intestinal était
connu de toute antiquité; que les médecins romains
l'avaient vu dans leurs vivisections sur les animaux
et peut-être sur les humains, dans les spoliaires, où
les *confectores* achevaient les gladiateurs trop griè-

vement blessés à côté des médecins des jeux qui pansaient les moins atteints.

Quelques noms autorisés plus près de nous, quelques observations avec nécropsie ou biopsie, suffiront à montrer la réalité du spasme, sans apporter un contingent trop considérable de noms qui surchargeraient sans intérêt la bibliographie du sujet, d'ailleurs très importante. On ne peut s'empêcher tout d'abord de rappeler ce qu'a dit à ce sujet un des fondateurs de la clinique française, Andral, dans son *Traité d'anatomie pathologique* (t. II, p. 121, 1869) : « Il arrive » quelquefois que sur les cadavres on trouve une très » grande quantité de gaz, jusqu'à *un point où tout à* » *coup* l'intestin présente un *rétrécissement circulaire,* » au delà duquel on ne rencontre plus ni gaz ni dila- » tation de la cavité à l'endroit du rétrécissement; il » n'y a d'ailleurs *aucune lésion organique appréciable;* » il semble être uniquement produit par une *contraction* » *des fibres musculaires* qui a persisté après la mort, » comme persiste pendant un certain temps l'espèce » de contraction musculaire d'où résulte la raideur ca- » davérique. Une pareille contraction avait-elle existé » pendant la vie? Ne s'est-elle formée qu'à l'instant de » la mort? Il est des malades qui présentent un certain » *ensemble de phénomènes* qu'on serait porté à expli- » quer par cette *contraction spasmodique,* soit durable, » soit passagère d'un point du tube digestif, mais on » ne saurait rien affirmer à cet égard. »

La plupart des pathologistes français mettaient déjà en doute la passion iliaque, l'iléus spasmodique essentiel. Cependant les auteurs du *Compendium* de médecine, et Grisolle (*Traité path. int.*, t. II), puis Axenfeld (*Pathologie de Requin*, t. IV, 1869), l'adoptent volontiers, ainsi que Jaccoud (*Trait. path. int.*, 1871, p. 553), dont on a si souvent reproduit la fameuse observation. A l'étranger, le spasme de l'intestin n'était pas mis en doute. Copland (*Dict. of pract. med.*, by J. Copland ; London, Longman, 1858) décrit ce spasme, qui peut être « permanent, rémittent, périodique, fugitif, irrégulier; » qu'il n'est pas facile à constater ; mais, si *on ouvre* » *rapidement l'abdomen*, on peut s'assurer de la réalité » de cette oblitération intestinale. » Il rappelle les faits de Barthez et de Maxwel.

Le travail important de M. G.-H. Henrot (thèse de Paris, 1865, *Des pseudo-étranglements que l'on peut rapporter à la paralysie de l'intestin)* avait surtout pour but de démontrer qu'il peut y avoir occlusion intestinale sans obstacles matériels et de réfuter les propositions de Raige-Delorme et de Masson. M. G. Henrot explique tous les cas d'obstruction qu'il cite par la paralysie; quelques-uns paraissent tout aussi bien relever du spasme. D'ailleurs, page 88 : « A côté des causes qui » amènent la paralysie du plan musculaire de l'intestin, » dit-il, il serait intéressant de voir celles qui produisent » les mouvements convulsifs de cet organe (spasmes » cloniques, ou bien la contracture (spasmes to-»niques). Nous ne connaissons aucun cas de ce » genre. » Il rappelle l'opinion de Fonssagrives dans un article sur la colique nerveuse (*Archiv. gén. méd.*, 1852): « Nous croyons que le résultat ultime de cette para-» lysie intestinale est de déterminer une contraction » tonique de l'intestin, laquelle, au lieu d'accélérer les » fèces, les retient au contraire fortement empri-» sonnées. »

C'est également à l'état paralytique de l'intestin, cause des obstacles mécaniques, qu'est consacré le travail de Duchaussoy *(Mém. de l'Acad. de méd.*, t. XXIV, p. 97; *Anat. pathol. des étranglements internes et enseignements pratiques qui en découlent)*. Cependant, il fait allusion au rôle du spasme sans y consacrer un chapitre particulier. Thibierge (*Contribution à l'étude de l'obstruction intestinale sans obstacle mécanique*, th. de Paris, 1884) étudie surtout l'atrophie des fibres musculaires de l'intestin et rejette l'iléus spasmodique (p. 55). Néanmoins (p. 79), il admet que des *faits cliniques peuvent être invoqués en sa faveur* : « Les obser- » vations signées de noms tels que ceux de Briquet, Jac- » coud, Cherchewsky, montrent qu'on ne peut le repous- » ser entièrement, et que chez des sujets jeunes et des » femmes hystériques ou tout au moins névropathiques, » le spasme de l'intestin peut se produire avec une in- » tensité telle qu'il détermine des accidents analogues à » ceux de l'obstruction intestinale. »

Après deux pages dans lesquelles Thibierge admet et repousse tour à tour le spasme, il termine en disant : « Sans nier l'élément spasmodique, nous ne » pouvons admettre la généralisation de cette théorie à » tous les cas d'obstruction intestinale qui ne sont pas » clairement expliqués par l'autopsie : l'hypothèse de la » paralysie nous paraît bien plus acceptable. » Thibierge ne dit pas les motifs de sa préférence.

Dans l'importante discussion qui eut lieu à la Société de Chirurgie en 1897, le mot de spasme ou de contracture ne fut pas prononcé. Cependant, quelques faits d'obstruction inexplicable, sans météorisme, guéris par les lavements électriques (faits de Lejars et de Schwartz), semblent plutôt appartenir au spasme.

Lejars, dans son *Traité de chirurgie d'urgence*, 4e édition, cite trois observations de pseudo-occlusion (p. 433) et déclare « qu'on n'a d'avance aucune certi- » tude sur la nature et la pathogénie de l'occlusion... » Quand une fois le ventre est ouvert et dûment exploré, » on ne trouve rien. » On verra, quand il sera question de la paralysie de l'intestin, que les signes en sont plus nets et que cette disparition des signes de l'occlusion appartient plutôt au spasme. (Voir aussi Jalaguier, occlusions intestinales, *Traité de chirurgie*, 1898, p. 509).

La même année, en 1897, au XXVI° Congrès de la Société allemande de chirurgie, Heidenhain appelait l'attention sur une cause « d'occlusion intestinale *peu* » *connue jusqu'ici*. Je veux parler, dit-il, de *l'iléus* »*spastique*. J'ai eu l'occasion d'observer à *plusieurs* » *reprises* des cas d'occlusion intestinale dans lesquels » on ne trouva, à l'opération, aucun obstacle méca- » nique, mais tout simplement *une forte contraction* » d'une partie de l'intestin. Outre cet iléus spasmodique » dont *nous ignorons la fréquence*, les cancers au » début, etc. »

En Allemagne, cette notion du spasme est plus cou- rante que chez nous : voir Leube, Ileus spasticus (*Münch. med. Woch.*, n° 41, 1898); Strauss, Cas d'hys- térie mâle accid. de sténose intestinale, spasme ou paralysie (*Revue de pathol. interne*, 1898, p. 378). Quant à Leichenstern, qui a traité la question dans *Ziemssens's Handbuch*, vol. VII, p. 471, 1874, il adopte surtout la théorie de l'iléus paralytique comme élément complémentaire de l'obstruction intestinale.

Récemment, Von Sottlern (*Jahrb. Berlin. Woch.*, sep- tembre 1902) a publié un travail sur la constipation spas- modique. Cherchewsky (*Revue de pathologie interne*, 1883) avait antérieurement cité des cas de cette espèce chez les neurasthéniques avec un *intestin formant une corde* et l'expulsion des matières comme de la poix et de très petit calibre.

Pour Aporti, de Parme (*Congrès italien de médecine interne*, 1903), il résulterait de son « observation et » de ses nombreuses expériences que le spasme intes- » tinal, depuis la simple contraction transitoire en an-

» neau jusqu'aux spasmes prolongés et énergiques
» reproduisant le tableau de l'occlusion complète (iléus
» spasmodique), peut être reproduit en rendant l'intestin
» hyperexcitable par des irritations répétées produites
» par de faibles courants électriques ou par des moyens
» mécaniques.

» Lorsque le spasme atteint le gros intestin, il prend
» une forme chronique, tandis que les formes aiguës
» appartiennent à l'intestin grêle. »

On trouve encore dans les bulletins bibliographiques
récents un grand nombre d'observations ayant pour
titre : l'action du spasme musculaire de l'intestin sur
l'obstruction intestinale (Pautzer, *Spastic contraction of
the intestinal musculaire as an element in intestinal obstruction, Indiana med. Journal*, 1903, 45, 51, etc., etc.)

Il serait fastidieux de citer même les titres de toutes
les observations récentes sur ce sujet inscrites dans les
bulletins bibliographiques. On peut cependant rappeler
encore celle de Debove (*Presse méd.*, 1902, n° 94 :
Pseudo-étranglement d'origine névropathique) qui est
très intéressante.

Une mention spéciale doit être faite de l'observation
de Folet, qui est particulièrement démonstrative : *Occlusion intestinale par entéro-spasme (Echo médical du
Nord*, 1902, n° 94). L'auteur rappelle les observations
de Heidenhain, Israël, Korte : un calcul trop petit pour
oblitérer l'intestin déterminant son spasme, la torsion
d'une anse intestinale dans un cas d'ectopie testiculaire, etc.

Dans une opération pratiquée sur une hystérique,
Folet a vu l'intestin se contracter sur le doigt et former
un cordon dur, scléreux. Glenard, Thiriar et Chaput ont
constaté au cours de la laparotomie des atrésies du
côlon descendant et de l'anse sigmoïde. L'S iliaque était
réduite au volume du petit doigt, au calibre d'un
crayon.

Potain admettait que dans la colite muco-membra-
neuse il y a rétraction des tuniques du côlon et épais-
sissement du mucus.

Thibierge avait dit dans sa thèse (1884, p. 83 : « Les
» sécrétions de l'entérite pseudo-membraneuse qui se
» sont accumulées au niveau du point *rétréci par le*
» *spasme* peuvent encore apporter un obstacle à l'éva-
» cuation de l'intestin dilaté. » M. Mazereau, au Congrès
de Toulouse (1902), a repris cette idée dans sa note sur
le rapport du spasme intestinal et de l'entérite muco-
membraneuse — spasme d'où stase — alors réaction
intestinale, sécrétion d'un mucus protecteur; il reste
sur place, se déshydrate, devient membraneux. Certains troubles pathologiques typhlo-appendiculaires
sont la conséquence d'une pression spasmodique au
niveau du côlon. M. Mazureau signale dans ce point le
cordon dur, roulant sous le doigt, causé par la crampe
spasmodique du côlon. M. Cahier, qui a fait plusieurs communications intéressantes à la Société de
chirurgie sur les occlusions de l'intestin (*Mém. de la
Soc. de chir.*, 1903), et publié un petit opuscule en 1899
(*Occlusions aiguës de l'intestin*, bibl. Charcot, Debove)
s'exprime ainsi dans ce dernier travail, p. 37 : « Le
» spasme n'est point une *simple vue de l'esprit;* il a été
» constaté *de visu* par maints opérateurs : Pouzel, de
» Cannes (*Arch. prov. de chir.*, 1902), au cours d'une
» laparotomie, trouve un calcul enchâssé dans une por-
» tion d'anse contractée violemment sur l'obstacle, à tel
» point qu'il était impossible de mobiliser le calcul.
» Dans une observation de Peacock et Draper, il est dit
» que le calcul pouvait être déplacé vers la partie supé-
» rieure de l'anse distendue, mais ne pouvait être
» poussé sans violence dans la portion inférieure
» contractée. Thiriar a vu un calcul gros comme un
» petit œuf serré dans l'intestin, formant, en avant et

» en arrière de lui un véritable sphincter l'empêchant
» de se mouvoir. Dans un cas de Campenon, le calcul
» était fixé comme entre deux nœuds, etc. »

Dans une thèse bien documentée de Mondain (thèse
de Paris, 1902 : *Contribution à l'étude des pseudo-
étranglements de l'intestin*), on trouve, dans les conclusions, p. 49 :
« Les pseudo-occlusions de l'intestin relèvent de la
» paralysie et du spasme...
» III. Les pseudo-occlusions spasmodiques sont es-
» sentiellement des pseudo-occlusions nerveuses. Il
» existe donc, à côté des iléus nerveux paralytiques,
» des iléus nerveux spasmodiques.
» IV. Le spasme et la paralysie sont ordinairement
» associés. On ne peut pas avoir des certitudes sur
» le rôle de l'un ou de l'autre dans la pathogénie des
» pseudo-occlusions. Dans l'iléus nerveux, spasme et
» paralysie sont évidemment associés, et il y a prédo-
» minance du spasme; partout ailleurs, la paralysie
» domine. »
Cette conclusion est la reproduction de ce qu'Adenot
avait consigné dans son mémoire de la *Revue de chirurgie*, 1896, p. 31 et que Mondain a cité. Le plus souvent, le spasme et la paralysie « sont associés. Le
» spasme localisé sur une anse accompagne la dila-
» tation paralytique de la paralysie sus-jacente et l'oc-
» clusion résulte sans doute de l'association de ces
» deux causes plutôt que de l'une d'elles exclusivement.
» Dans la plupart des faits, il y a *paralysie et contrac-
» ture* sous l'influence du sympathique abdominal. »
On ne peut s'empêcher de remarquer la prudence de
cette conclusion. Mais faut-il comparer cette dilatation
paralytique qui survient *au-dessus du spasme*, à la paralysie, à l'atonie d'emblée? Dans le premier cas, c'est

le spasme qui joue le rôle principal, arrête les matières, fait de la stase un milieu de culture microbienne et de produits toxiques qui paralysent au-dessus de l'obstacle; si la contracture est ferme, trop serrée, elle peut même, conformément aux lois de Pflüger, produire un réflexe paralysant.

Il y a d'ailleurs des cas où le spasme agit seul dans les coliques de plomb; Folet, dans son observation *(loc. cit.)*, Heidenhain, ont constaté le spasme seul; le premier même fait une distinction et une différence très nette avec cet entéro-spasme et le spasme avec paralysie.

Ces ventres ouverts dans lesquels on ne trouve rien (Lejars, *Chirurgie d'urgence*, observation), pas de stricture, pas de compression, pas d'intestins dilatés et dont l'obstruction cesse par le seul fait de la laparotomie, pourraient mieux ressortir au spasme qu'à la paralysie. Comme le dit excellemment Thibierge, « on ne peut » admettre la généralisation de cette théorie à tous les » cas d'obstruction », mais il ne faut pas non plus voir partout de la paralysie. Ce faisant, quand les conditions du spasme seront mieux connues, peut-être qu'une thérapeutique moins opératoire pourra en venir à bout. Voilà le côté non négligeable pour lequel il n'est pas oiseux d'établir qu'au point de vue de la physiologie, de la clinique, de l'opinion d'un grand nombre de médecins et de chirurgiens, que le spasme intestinal protopathique est une réalité.

IV

Le spasme intestinal peut affecter différentes formes, qui ont été indiquées plus haut : tonique, clonique, rémittente et périodique. Ce sont ces contractions cloniques passagères qui atteignent divers points de l'intestin à la fois, qui suspendent la libre circulation des gaz, les chassent d'un point dans un autre, qui produisent ces bruits appelés *borborygmes*. Chez les hystériques, les neurasthéniques, ces bruits ont une allure rythmique qui suit les mouvements d'inspiration et d'expiration, et dans la production desquels le diaphragme joue un rôle important, comme l'a établi le professeur Pitres (*Eructations et Borborygmes*, 1895).

Chez ces névrosés, le spasme peut affecter la forme tonique, arrêter la circulation des gaz, les emprisonner dans un espace circonscrit, et constituer ces tumeurs dites *tumeurs fantômes*. Elles sont plus ou moins circonscrites; elles peuvent siéger à droite, sur la ligne médiane, affecter des formes, une consistance variables; Briquet (*Traité de l'hystérie*, p. 317) les attribue à des contractions intestinales. Cependant, de l'avis de la plupart de ceux qui ont étudié ce sujet, ces tumeurs sont plutôt le résultat de la contracture du diaphragme, de la parésie ou de la contracture des muscles abdominaux et de la paralysie intestinale. C'est donc à cette occasion qu'il en sera de nouveau question.

On n'accepte plus aujourd'hui la possibilité de l'*antipéristaltisme* surtout à l'état normal, qui a été longtemps considéré comme un des modes de perversion du mouvement intestinal. Après avoir été donné comme une explication commode du rejet par le vomissement des matières contenues dans l'intestin, il a été l'objet de sérieuses critiques et considéré par les physiologistes comme impossible.

Les expériences réitérées d'un des hommes qui ont le mieux étudié les troubles du mouvement de l'intestin, Nothnagel, lui ont démontré l'impossibilité de ce renversement de la contraction intestinale. Les anatomistes sont du même avis, en s'appuyant sur la disposition et la structure de la valvule iléo-cæcale, la valvule de Bauhin. La preuve anatomique n'est peut-être pas irréfutable : en effet, cette valvule de Bauhin est constituée par un repli de la muqueuse de la tunique celluleuse et des fibres musculaires circulaires; les fibres longitudinales, en passant de l'iléon sur le cæcum, se coudent à angle droit *sans entrer dans la composition* des deux lames de la valvule. Si on sectionne, comme le recommande Testut (*Anat.*, 1901, t. IV, p. 191), la séreuse et ses fibres longitudinales, il suffit de tirer l'iléon pour l'allonger et déplisser la valvule. On comprend qu'un affaiblissement musculaire, une parésie de ces fibres musculaires produite par l'inflammation, par la réplétion exagérée et répétée du cæcum, un réflexe paralysant, peuvent avoir affaibli le ressort de cette valvule et ne plus lui permettre de résister assez complètement aux contractions brusques du côlon, aux pressions qu'il subit et qui peuvent faire refluer vers l'iléon les matières encore molles que contient cette portion du gros intestin. Elle peut devenir insuffisante, comme l'ouverture pylorique l'est quelquefois, et celle-ci laisse alors remonter du duodénum dans l'estomac la bile, le suc pancréatique et le suc intestinal.

Sur le cadavre, où la valvule de Bauhin n'est plus qu'un voile sans tension, elle n'offre plus de résistance et se laisse traverser par d'abondantes injections rectales.

Dans l'entéroclyse, par la méthode italienne (voir Muselli, *Soc. de méd. de Bordeaux*, 1883), l'eau pénétrant dans le rectum par une longue canule, sous une pression de 80 centimètres à peine, donc lentement, le sujet étant couché le siège plus haut que la tête, on peut faire pénétrer quatre, cinq litres et plus de liquide. Cette énorme quantité pourrait bien ne pas trouver place dans le gros intestin et remonter plus haut dans l'iléon. Quelques médecins assurent y être parvenus. Certains malades auxquels nous avons pratiqué de grands lavages pour encombrement ont eu des envies de vomir, mais par action réflexe, sans doute.

On trouvera dans la thèse d'Angerant (*Les Grands lavages de l'intestin*, Paris, 1894) de nombreux exem-exemples anciens et modernes (de Haen, Hales, Viléma, Paletta, Adelon, Jourdan, Marfolio, Contain, etc.), qui affirment que le liquide du gros intestin peut traverser la valvule de Bauhin. Hales injecta de l'eau chaude dans le rectum d'un chien suspendu par la tête, et vit le liquide traverser le pylore (p. 51, *loc. cit.*, Angerant).

Des auteurs modernes dignes de foi ont cité des faits de ce genre. Briquet cite l'exemple d'une femme qui rendait par la bouche des lavements de café; ces vomissements avaient la couleur et l'odeur de cette substance. Elle rendit également par la bouche des lavements colorés en bleu par la teinture de tournesol et un lavement d'eau salée (*Traité de l'hystérie*, Briquet, 1859, p. 315.)

Jaccoud (*Traité de pathol. int.*, 1871, t. II, p. 353) a vu une hystérique, étroitement surveillée, vomir des matières fécales sous ses yeux. Elle succomba peu de temps après à la fièvre typhoïde; l'autopsie démontra l'intégrité de la valvule de Bauhin.

Un malade de Cherchewsky (*Revue de médecine,* 1883, p. 1041), après des efforts considérables pour aller à la selle, rendit par la bouche un morceau de matière fécale de 6 centimètres.

Les livres anciens fourniraient encore de nombreux exemples; il suffira de citer celui de Graaf (Regneri de Graaf *Op. omnia:* De clysteribus. Lugd., Ant. Huguatan, année 1678, p. 367), qui perfectionna la seringue inventée par Guatenarius. De Graaf cite l'observation d'une jeune fille qui rendait les suppositoires qu'on avait introduits dans son rectum. On eut l'idée d'attacher un des suppositoires, et grâce à cet artifice, au moment où celui-ci allait suivre le sort des autres, il fut retenu par la ficelle. Ce n'est plus de l'antipéristaltisme, c'est de l'absorption rectale... On connaît d'ailleurs l'histoire de gens qui aspirent les liquides avec le rectum comme avec la bouche.

Quels enseignements l'expérimentation donne-t-elle sur l'antipéristaltisme? Récemment, Enderless et Hess ont essayé d'élucider ce point en pratiquant sur l'animal le renversement d'un segment de l'intestin complètement sectionné, c'est-à-dire en suturant le bout inférieur du fragment séparé avec le bout supérieur de l'intestin, et *vice versa*, afin de se rendre compte si l'intestin est susceptible de s'habituer à un péristaltisme contraire à celui qui lui est habituel.

Sur huit chiens, cinq furent soumis à un renversement total et trois à un renversement partiel; les premiers succombèrent. Un des chiens de la seconde série, sacrifié au bout de quarante-neuf jours, après qu'on eut constaté que l'échange des matières se faisait normalement, fut soumis à des recherches électriques, après anesthésie sous l'éther. On put s'assurer ainsi que le fragment renversé réagissait dans la même direction que le reste de l'intestin, c'est-à-dire par un mouvement péristaltique vers l'extrémité anale.

Les auteurs concluent de ces expériences que l'intestin peut, en effet, s'habituer à un mouvement antipéristaltique, c'est-à-dire se faisant dans une direction opposée à la normale, et ils estiment que, contrairement à l'opinion moderne, l'antipéristaltisme joue un certain rôle dans le tableau de l'iléus (*Deutche Zeitschr. f. Klin.*, LIX, 3, 4. Analysé dans la *Semaine méd.* 1901, p. 279).

Prutz (de Kœnisberg), avec l'aide d'Ellinger, a refait des expériences à peu près semblables aux précédentes. Il a sectionné l'intestin en deux points différents et il a retourné la partie sectionnée, il a abouché la partie inférieure de ce segment avec la partie supérieure de l'intestin, et la partie supérieure du segment avec la partie inférieure de l'intestin : il a constaté une dilatation fusiforme de l'intestin au niveau de la suture supérieure, l'arrêt des matières solides et l'hypertrophie de la musculeuse intestinale en amont de la suture supérieure. Ces trois faits ne s'expliquent que par un obstacle à la circulation normale des matières, obstacle dû, toute cause mécanique faisant défaut, à un *péristaltisme normal* de l'anse retournée, agissant maintenant dans un sens opposé à la direction que devraient prendre les aliments.

Il en résulte qu'il n'existe pas d'antipéristaltisme et que les contractions de l'intestin sont incapables de faire *progresser* le contenu intestinal dans une direction autre que la normale (*Semaine méd.*, 1902, p. 171, Congrès des médecins allemands). Contrairement aux premiers expérimentateurs, ce dernier n'admet pas l'antipéristaltisme.

L'expérimentation n'a donc pas absolument élucidé la question.

Cependant il n'est pas douteux, et des faits scrupuleusement observés le prouvent, que des matières peuvent être ramenées de l'iléon dans la bouche. S'il n'y a pas d'antipéristaltisme, par quel mécanisme se produit donc ce phénomène pathologique?

Quand il y a un météorisme considérable, on explique les vomissements fécaloïdes de la façon suivante : les anses intestinales, dans le décubitus dorsal, seraient élevées au-dessus du plan de la colonne vertébrale. Au contraire, le duodénum étant fixé ne peut suivre ce mouvement ascensionnel; il en résulte que les liquides, par le fait même de la déclivité, tendent à tomber dans le duodénum et l'estomac (Mathieu, *loc. cit.*, p. 897). Cette explication convient à des circonstances exceptionnelles.

Rosenstein a signalé un cas où vomissement fécaloïde et selles avaient lieu en même temps; il suppose que, sous l'influence de la névrose, il se fait un rétrécissement spasmodique qui divise la vague intestinale péristaltique et la détermine à prendre deux directions opposées (Mondain, *loc. cit.*, p. 36).

Il se pourrait aussi que, dans quelques cas, les contractions violentes des muscles de la paroi abdominale, comprimant l'intestin, paralysé au-dessus du spasme, chassent le liquide qu'il contenait vers les parties supérieures, qui sont à l'état de tubes inertes.

Cette explication vient facilement à l'esprit; elle n'est pas nouvelle, car elle avait été présentée par Van Swieten, qui a insisté sur cette compression de l'intestin pressé de tous les côtés par cette violente contraction musculaire abdominale. (Van Swieten, *Commentarium*

*Herm Boerhaave. Lugduni Batavorum, apud Joannum
et Hermann*, MDCCLV, t. III, p. 164-168).

La question de l'antipéristaltisme dans l'état pathologique n'est donc pas complètement résolue. Il résulte,
néanmoins, des faits et des considérations qui précèdent, que les vomissements fécaloïdes pourraient se
produire sous l'influence des contractions spasmodiques
de l'intestin, qui chasseraient le liquide au-dessus et
au-dessous de la partie contractée. Ce liquide fuirait
surtout au-dessus, parce que l'intestin paralysé est dans
l'impossibilité de s'opposer à son passage.

Ce refoulement du liquide serait *principalement dû
aux violentes et puissantes contractions des muscles de
la paroi abdominale*.

En dehors de cette interprétation, rien n'autorise
à croire qu'il se produit dans l'intestin pathologique
des phénomènes qui ne se rencontrent pas dans l'intestin
normal et que les contractions intestinales, changeant
de direction par le fait de la maladie, amènent des
liquides vers la bouche au lieu de les conduire vers la
voie naturelle, l'anus.

V

MOUVEMENTS INTESTINAUX ACCÉLÉRÉS

Mouvements intestinaux accélérés. — Mouvements de l'intestin à l'état de veille. — Nombre des selles. — Cause des mouvements accélérés dans l'intestin. — Chute de l'épithélium. — Parésie, paralysie, atonie intestinale. — Paralysie d'emblée. — Paralysie par de la fibre musculaire. — Atrophie de la muqueuse (Natalis Guillot, Billiard, Nothnagel, etc.). — Dégénérescence graisseuse de l'intestin. — Atrophie gastro-intestinale de Jürgens; recherches de Thibierge. — Rôle joué par les microbes dans la paralysie intestinale. — Troubles nerveux concomitants. — Intoxications d'ordre chronique.

Il a été question déjà de la marche des substances alimentaires dans l'intestin grêle, dont on a pu récemment encore, à l'aide de boules de bismuth et de la radiographie, mesurer la vitesse qui amène les aliments au gros intestin en trois heures. Dans le gros intestin, où n'arrivent plus que les matières à peu près impropres à la nutrition, elles y séjournent vingt-quatre heures, s'épaississent, se moulent pour être rejetées au dehors par la défécation.

Les mouvements de l'intestin normal, fréquents pendant l'état de veille, se suspendraient pendant le sommeil.

D'après Nothnagel, l'intestin vide serait immobile; mis en mouvement, il en présenterait de deux sortes : des mouvements d'*oscillation* et des mouvements de *roulement*. Ces mouvements d'oscillation seraient des espèces de balancement d'une anse à une autre, s'exécutant dans les deux sens sans modifier notablement la lumière intestinale; les mouvements de roulement seraient, au contraire, de véritables mouvements péristaltiques. Ils se produisent de haut en bas dans les points isolés, se suspendent, reprennent à une certaine distance. Ils sont plus actifs dans les parties supérieures : duodénum et jéjunum, et sont très affaiblis vers la dernière portion de l'iléon. On a rappelé plus haut les circonstances physiologiques qui font naître les contractions intestinales : il en résulte que, sous l'influence de troubles circulatoires, respiratoires, de troubles nerveux, alors même que l'intestin est sain, il survient des contractions intestinales, même quand le tube digestif est vide; des gaz d'origine diverse : air avalé, gaz des fermentations intestinales qui se rencontrent chez des individus très bien portants, amènent une agitation péristaltique. Par l'oreille et la palpation, on peut percevoir ces mouvements.

Chez certaines personnes, à peine la digestion stomacale est-elle commencée que l'intestin se contracte; dans d'autres circonstances l'entrée du chyme et l'appel qu'il exerce sur le suc pancréatique et la bile provoquent des contractions intestinales dont le résultat est l'expulsion plus rapide des produits de la digestion. A l'état normal, on a une selle par vingt-quatre heures, et le poids des matières rendues s'élève de 130 à 160 grammes (Michel Lévy). Mais les selles peuvent être plus nombreuses et néanmoins coïncider avec un parfait état de santé (Monneret).

Quelquefois, ces mouvements intestinaux, sollicités par une *élaboration incomplète* des aliments dans l'estomac, soit par l'*excès d'acide chlorhydrique*, soit par une *dilatation paralytique du pylore*, qui laisse passer trop vite dans l'intestin les produits de la digestion, deviennent très actifs, précipités, et aboutissent au rejet, par les selles de produits mal digérés : c'est la *lientérie*.

La présence de corps étrangers *inattaquables* au suc

gastrique, au suc intestinal, mais incapables d'exciter la muqueuse, exagère *la fréquence* des contractions et facilite l'exonération. C'est là-dessus qu'est fondé l'emploi de divers produits cellulosiques (graines de moutarde, graines de lin, pruneaux, figues, etc.) contre la constipation. Il est fort probable que les excitations de la muqueuse par ces corps étrangers agissent en excitant les fibres sensitives de Meissner qui actionnent le plexus d'Auerbach sans mettre en jeu l'action réflexe. C'est cette forme de contraction exagérée que Trousseau considérait comme la cause de certaines diarrhées qu'il avait placées dans sa cinquième classe (Trousseau, *Clin. H.-Dieu*, t. III, p. 106, 2ᵉ édition).

Dès que l'*épithélium intestinal tombe*, dès que la *sécrétion normale est exagérée,* le péristaltisme augmente et accélère la descente des matières contenues dans l'intestin, et alors se produit un flux abondant qui s'appelle *diarrhée;* on a parlé plus haut de l'action des purgatifs qui sollicitent la sécrétion et le mouvement. Chez les animaux porteurs d'une fistule biliaire ou dont les voies biliaires sont obstruées (Leyden, Schulein), les fermentations intestinales plus actives excitent la contraction intestinale.

Il est inutile de rappeler les expériences de Budge, Valentin, Schiff, Bokaï, sur le système nerveux central ; l'action de l'électricité sur le plexus myentérique pour provoquer les contractions intestinales, et les explications qu'on peut tirer pour certaines formes de diarrhée consécutive à des lésions organiques du système nerveux central ou périphérique.

En dehors des lésions organiques du système nerveux, on sait l'influence que produisent sur l'intestin : les émotions, la douleur qui actionnent les centres vasomoteurs. Elle produit à la fois un excès de sécrétion et l'exagération des contractions intestinales (voir Marcel de Tastes, *De la diarrhée; définition, classification pa-thogénie*. Thèse Paris, 1876). L'étude de cette exagération de la contractilité intestinale se confond avec celle de l'augmentation des sécrétions, à l'occasion de laquelle la question pourra être complétée.

La paralysie de mouvement. — La *parésie*, l'*atonie*, la *paralysie intestinale*, ont eu la faveur d'être plus généralement acceptées comme explication du pseudo-étranglement intestinal.

Sans doute, ces modifications dans la contractilité intestinale peuvent s'ajouter aux obstacles mécaniques, aux spasmes de l'intestin, dont elles complètent les effets; l'intestin peut même se paralyser *d'emblée*, soit que son tissu contractile ait subi une modification ana-tomique qui rend cette contraction impossible ou incomplète, soit que celui-ci subisse une *action réflexe paralysante* qui lui vient d'un organe voisin, soit enfin que la paralysie tienne à une *affection du centre céré-bro-spinal* (Henrot, *loc. cit.*, p. 89).

Il s'en faut qu'il soit toujours facile de distinguer la véritable source de cette paralysie, surtout quand il s'agit d'une lésion du système nerveux sympathique ou du plexus myentérique.

Quelques acquisitions positives ont été faites sur ces divers points. C'est ainsi que Thibierge a apporté une contribution importante à *la lésion de la fibre musculaire*, qui est si fréquemment chez le vieillard une cause de constipation et d'occlusion par amas stercoraux. Il rapporte les constatations de Cruveilhier (*Anat. path. générale*, t. II, p. 867) « sur l'énorme distension que présentent quelquefois le côlon descendant, l'S iliaque et l'ampoule rectale, au point qu'il n'est plus possible d'établir de démarcation entre les divers segments de l'intestin »; puis les recherches de Natalis Guillot sur l'atrophie de la membrane muqueuse de l'intestin des vieillards, qui avait été déjà signalée par Billiard; de Nothnagel, qui les montre déjà visibles chez l'adulte et se développant à mesure que l'âge avance, époque à laquelle elles aboutissent à la destruction presque complète du revêtement glandulaire du tube digestif. Nothnagel a signalé encore la diminution d'épaisseur de la tunique musculaire; Kussmaul et Meyer : la dégénérescence granulo-graisseuse que Wagner a trouvée dix fois sur quatre cents autopsies et particulièrement dans le jéjunum. Jordan attribue à la dégénérescence graisseuse de l'intestin la constipation opiniâtre, et, dans certains cas, l'obstruction intestinale mortelle survenant chez des sujets obèses et chez les individus prédisposés par leurs conditions diathésiques et leur manière de vivre à la surcharge graisseuse de divers organes. Il a trouvé l'intestin jaune, comme formé d'un tube de graisse.

Jürgens a aussi décrit, sous le nom d'atrophie gastro-intestinale, des lésions portant sur les muscles et le plexus nerveux de l'intestin et aboutissant à la disparition de l'appareil nervo-musculaire de cet organe. Thibierge a examiné l'intestin de dix sujets, âgés de soixante-cinq à quatre-vingt-cinq ans, ayant présenté une constipation opiniâtre et morts d'affections diverses : il a trouvé des lésions atrophiques de la couche glanduleuse, particulièrement dans l'intestin grêle, la couche de fibres musculaires était moindre que chez les sujets jeunes; les fibres musculaires diminuées de volume, atrophiées; une altération des vaisseaux et même une légère atrophie des muscles de la paroi abdominale. La *diminution de la sécrétion muqueuse*, l'*affaiblissement musculaire*, incapable de faire progresser les matières stercorales au plus léger obstacle, tel est, pour M. Thibierge, la cause de la *constipation* et consécutivement de l'*obstruction stercorale* chez les vieillards.

L'autre notion importante est celle du rôle *joué par les microbes*. On sait que les inflammations intestinales, les étranglements, les simples pincements de l'intestin s'accompagnent d'un développement considérable de bactéries dans la cavité intestinale; Clado les a constatés dans la sérosité des sacs herniaires. Ces bactéries ont la propriété de s'infiltrer dans les parois intestinales sans même la plus légère érosion de la muqueuse, et de là gagner le péritoine. Duret a même insisté sur ce fait (Congrès de chirurgie, 1889) pour expliquer les infections et, partant, les échecs des laparotomies pratiquées pour étranglement interne.

Pour Fraenkel, c'est aussi la cause de la mort rapide après une laparotomie très simple pratiquée pour une occlusion interne, *et non le shock*. Pour Macaigne, dans ces cas, le bacterium coli acquerrait une virulence extrême, et les produits sécrétés absorbés par la muqueuse présenteraient une toxicité maxima (voir aussi Kleki, *Annales de l'Institut Pasteur*, t. IX, p. 170 : ligature aseptique intestinale, migration bactérienne à travers les parois, exaltation de virulence bactérienne). Des écarts de régime, le froid, toute cause susceptible d'enflammer l'intestin peuvent amener, comme l'a admis Hueppe, une modification chimique du milieu, une pullulation de bactéries qui peut produire chez les individus porteurs d'obstacles insignifiants les phénomènes cliniques de l'iléus. « Ces microbes pourraient aussi, » comme le dit Cahier *(loc. cit.*, p. 57) quand l'obstacle » n'existe pas ou qu'à lui seul il est insuffisant pour » produire un arrêt absolu au cours des matières » (coprostase, rétrécissements divers de l'intestin, etc.) » donner naissance au complexus symptomatique pro- » pre aux occlusions aiguës. »

Ce n'est pas seulement une septicémie péritonéo-intestinale redoutable que peuvent provoquer ces microbes à virulence exaltée, mais des congestions, des apoplexies pulmonaires, des pneumonies, comme dans les faits cités par Poisson (de Nantes), Ledentu, Peraire, etc.

L'intervention des agents microbiens, qui n'est pas douteuse, vient s'ajouter aux troubles de l'innervation de la paralysie musculaire.

Il peut se faire aussi des *intoxications d'ordre chimique*. La paralysie ne serait pas le résultat de simples produits intestinaux normaux comme l'ont avancé Bouchard, Albet, Mollière, Lépine, mais d'après Kukula (Recherches sur l'auto-intoxication dans l'obstruction intestinale, *Archiv für klin. Chir.*, LXIII; analysé dans *Semaine médicale*, 1902, p. 46), elles seraient dues à des produits de décomposition de corps albuminoïdes étrangers à la digestion normale, tel que le penta-méthylène-diamine.

L'acide sulfhydrique qui se forme dans ces cas jouerait un rôle dans l'intoxication générale.

Il est fort possible que chez certains sujets habituellement constipés ou ayant ingéré des viandes altérées il se produise des substances toxiques de nature à paralyser l'intestin (Thibierge).

Les urines renferment alors assez abondamment de l'indican et de l'urobiline. On peut rapprocher de ces recherches de Kukula, celles de W. Hunter, qui attribue l'anémie pernicieuse à un poison produit dans le tube digestif, et qui serait semblable à celui que produit le toluylène-diamine chez les animaux. Dans les cas d'anémie pernicieuse, Hunter a pu retirer de l'urine deux principes identiques à la putrescine et à la cadavérine; outre ces deux ptomaïnes, il en aurait retiré une troisième, qui est une diamine spéciale (Labadie-Lagrave, *Maladies du sang*, p. 257).

VI

Inertie, paresse intestinale dans les affections organiques du cerveau, dans les névroses, dans les infections, etc. — Mécanisme des troubles de la motricité d'après Nothnagel. — L'entéroplégie. — Adynamie intestinale. — Observations de Leichenstern sur les paralysies partielles après les herniotomies; entéroplégies survenues après des shocks, des traumatismes de la paroi abdominale; des organes génitaux; de l'hystéro-neurasthénie. — Production des tumeurs fantômes par paralysie. — Le faux rein flottant. — Classification des obstructions mécaniques (Peyrot). Trois classes de pseudo-occlusions d'après Henrot. — Tympanisme dans les pseudo-occlusions.

On connaît l'*inertie*, la *paresse intestinale* qui surviennent chez les sujets atteints d'affections organiques du cerveau : hémorragie, ramollissement, méningoencéphalite diffuse, tumeurs, etc., ou dans les affections de la moelle : méningites, myélites systématisées (tabes, sclérose en plaques), diffuses, segmentaires, etc. On sait également l'influence des intoxications, des infections : diphtérie, typhus, fièvre typhoïde; des névroses : hystérie, neurasthénie, sur la contraction intestinale. Citons encore le rôle important joué par le *prolapsus de l'intestin* si bien étudié par Glénard. On s'explique aisément le ralentissement de la circulation des matières intestinales dans un conduit déplacé dont les ressorts sont affaiblis et qui a perdu son point d'appui par la diminution de la tonicité des parois abdominales.

Nothnagel a réduit à trois les divers mécanismes qui entraînent des troubles de la motricité intestinale par le système nerveux : *inhibition réflexe*, par exemple dans la péritonite aiguë; *épuisement nervo-moteur* dans la distension gazeuse gastro-intestinale; enfin *viciation* de l'innervation cérébro-spinale dans la paralysie hystérique (voir thèse Mondain).

L'explication de quelques-uns de ces faits, qui relèvent du système nerveux, n'est pas toujours aisée, car ils tiennent de la paralysie et du spasme. L'intestin a simplement perdu son *tonus;* il n'est pas flasque, affaissé; il n'offre plus aucune résistance : il se laisse distendre comme un tube inerte par les gaz; c'est la stase des solides et des liquides et des gaz qui vont être la conséquence de cette inertie; c'est une sorte d'*entéroplégie*. Grundzach, dans un travail intitulé : Gastroplégie, entéroplégie *(Revue de médecine,* 1899, p. 214), rappelle les explications de Nothnagel. « On peut expliquer ces faits, dit le médecin viennois, d'après les opinions régnantes, comme une violente excitation réflexe du nerf dépresseur du tube digestif, c'est-à-dire du nerf splanchnique, allant, comme on le sait, en partie au nerf sympathique et s'anastomosant avec le plexus solaire. »

L'excitation centripète part des terminaisons nerveuses avoisinant l'intestin et le péritoine ou des nerfs se trouvant dans ces organes mêmes. Il faut remarquer que le même agent qui excite par voie réflexe le nerf splanchnique, provoque le «klopfversuch» de Goltz avec l'adynamie cardiaque et le tableau clinique du collapsus aigu.

De cette manière se produit l'ensemble des symptômes ressemblant, au point de vue clinique, à l'occlusion mécanique avec les symptômes d'incarcération. Il ne s'agit pas d'une *vraie paralysie intestinale*, au sens propre et commun de l'expression, mais d'*une adynamie ou d'un manque de mouvements péristaltiques* provoquant tout de même les mêmes lésions fonctionnelles que la paralysie vraie de cet organe.

Nothnagel ajoute que pour Reichert, après les herniotomies et la laparotomie, la paralysie ne serait pas due à ces phénomènes d'inhibition, mais à l'infection locale, qui paralyserait les nerfs.

Grundzach fait remarquer, à l'appui de l'opinion de Nothnagel, que Leichenstern, dans des autopsies de sujets morts de paralysie partielle de l'intestin après des herniotomies, laparotomies, etc., ne trouvait pas des *anses distendues par les gaz*, comme on le trouve d'habitude, mais quelquefois des anses comme dans *un état de contraction élastique*. Il pourrait témoigner qu'il ne s'agit pas de perte de contractilité, mais de l'absence des mouvements due à l'excitation réflexe des nerfs dépresseurs.

Ces explications sont surtout applicables aux cas d'entéroplégie survenus après des shocks, des traumatismes de la paroi sans lésion de l'intestin, d'une intervention opératoire dans la cavité abdominale, des lésions d'organes génitaux, de refroidissement brusque à la périphérie, dans le courant des accidents abdominaux de l'hystéro-neurasthénie et même d'adhérences anciennes qui, jusque-là, s'étaient montrées inoffensives et déterminent des phénomènes d'occlusion aiguë (Lejars, Diagnostic et traitement des accidents dus aux adhérences et aux brides péritonéales. *Semaine médicale*, n° 12, 1904.)

Ces faits de spasmes, paralysies, sont des plus difficiles et des plus délicats à interpréter. Ce sont ces spasmes, paralysies qui engendrent, la suggestion aidant quelquefois, les *tumeurs fantômes* signalées plus haut. Ces tumeurs, plus ou moins circonscrites, sont bien propres à simuler une tumeur d'une autre nature, puisque Spencer Wells, dans son *Etude sur les kystes de l'ovaire* (traduction française, p. 117. Paris, 1872), ne cite pas moins de six observations où des opérations ont été pratiquées pour ces collections gazeuses. Il rapporte un fait commun avec Wright où la tumeur s'affaissait sous l'influence de la narcose et se reproduisait avec la disparition de cette narcose. Il en a vu un cas chez un homme. Boinet en fait également mention dans son traité sur les kystes de l'ovaire; S. Kerfetz, dans une thèse (*Des fausses grossesses et fausses tumeurs hystériques*. Paris, 1898), a publié la liste des auteurs qui, en France, en Allemagne, en Belgique, ont étudié la question. On a conclu qu'elles se produisaient par le mécanisme suivant : contracture du diaphragme avec paralysie des muscles de la paroi abdominale, lordose avec ou sans contracture des muscles du rachis. Il n'est pas question du spasme de l'intestin. Mais il n'est pas douteux qu'il doit s'y produire une association de ces deux états pathologiques : spasme et paralysie; tout au moins des spasmes partiels.

Dans une étude publiée dans la *Revue médicale de Paris : Sur le faux rein flottant*, n° 39, mai 1904, M. de Langenhagen rapporte des observations de faux rein flottant causé par des *spasmes partiels et intermittents* au coude transverso-ascendant du côlon ascendant et du côlon transverse. Cette tumeur, prise pour une appendicite chronique, avait failli être opérée. De grands lavages intestinaux firent cesser le spasme et disparaître la tumeur, comme le chloroforme dans le cas de Spencer Wells.

Ces quelques considérations sur la pathogénie des occlusions intestinales sont destinées à montrer les difficultés de les interpréter dans la plupart des cas. On ne peut s'empêcher d'acquiescer à la conclusion formulée par Lejars après trois opérations pratiquées pour les symptômes les plus nets de l'occlusion, où il ne trouva rien. « Nous n'avons aucune certitude sur la nature et la pathogénie de l'occlusion » (*Chir. d'urgence*, 4e édition, p. 456).

Aussi, si on se réfère aux causes diverses qui entrent en jeu : spasme, paralysie, atonie, infection, intoxication, quelquefois dans un même fait, il est bien difficile de donner une classification des diverses sortes d'obstruction, de faire des catégories bien nettes, le même fait d'obstruction pouvant facilement relever de plusieurs causes.

Pour les obstructions mécaniques, M. Peyrot (thèse d'agrégation : *De l'intervention chirurgicale dans les obstructions de l'intestin*. Paris, 1880) les range sous les chefs suivants :

1° Vices de position		Imagination.
		Volvulus.
		Torsion.
		Coudures.

2° Compressions	Étroites	Brides.
		Diverticules.
		Anneaux accidentels.
		Hernies internes.
	Larges	Tumeurs diverses.
		Adhérences étendues.

3° Rétrécissements divers.

Il ajoute en matière de réflexions (p. 31) : « Quel est, au juste, le résultat final de ces excitations de l'intestin? Paralysie véritable? Spasme de quelque partie, paralysie du reste? Duplay ne croit pas à la paralysie à cause des vomissements..., à cause des borborygmes et des contractions visibles à travers les parois, et qui, dans tous les cas, signalent l'obstacle. »

Encore un chirurgien qui reste dans le doute entre le spasme et la paralysie.

Sous forme de résumé des questions de pathogénie qui ont été agitées plus haut, on peut reproduire les différentes classes dans lesquelles Henrot (thèse, p. 2) a groupé les cas de pseudo-occlusion, d'occlusion paralytique de l'intestin qui simulent l'occlusion mécanique.

La lésion peut se produire :

1° Dans le péritoine;

2° Dans l'intestin lui-même ou dans les nerfs qui lui donnent le mouvement;

3° Dans les organes plus ou moins éloignés de l'intestin qui, par leur siège, ne peuvent amener de troubles dans les fonctions, par action mécanique.

Les *péritonites aiguës* causées par la propagation de l'inflammation d'un autre organe au péritoine se démasquent après un développement assez lent : des symptômes de douleur, des troubles circulatoires et calorifiques avant que surgissent les symptômes similaires à ceux de l'obstruction : tympanisme intestinal, vomissements réflexes, la constipation. Il faut remarquer, cependant, que quelques obstructions intestinales évoluent parfois avec cette lenteur.

Il est rare, en effet, que le développement de la péritonite se fasse avec la rapidité foudroyante qu'occasionnent des substances septiques tombées par une ouverture intestinale dans le péritoine.

Si le sujet n'était pas atteint d'une de ces affections de l'estomac (ulcère, cancer) ou d'une affection aiguë de l'intestin (dysenterie, fièvre typhoïde) qui peuvent faire craindre un pareil accident, ou même s'il était atteint des formes latentes de l'ulcère, du cancer de l'estomac, du duodénum, de petits ulcères tuberculeux, emboliques de l'intestin, de fièvre typhoïde à forme ambulatoire, affections qui ne se révèlent par aucun trouble et qui, même soupçonnées, échappent à une sagace investigation, on comprend avec quelle facilité l'erreur peut être commise.

Le ballonnement du ventre, la constipation n'occupent plus que le second plan. La douleur, les vomissements bilieux porracés, fécaloïdes, la petitesse et l'accélération du pouls, la dépression cardiaque, le facies, la pâleur et les sueurs froides annonçant la gravité de l'état général, répondent plus aisément au diagnostic d'invagination, de rétrécissement, d'étranglement, qu'à celui de péritonite. Il appartient à la pathologie interne, à la clinique, de montrer comment pareille erreur peut être quelquefois évitée.

Les sources de ces infections péritonéales sont très nombreuses : perforation de la vésicule biliaire par des calculs; perforation de l'appendice iléo-cæcal par inflammation, cavité close, calculs, etc.; perforation de l'intestin par ulcère simple; tuberculose latente par oblitération embolique d'un vaisseau de l'intestin; opération d'entérostomie, péritonite au-dessus simulant un étranglement (Henrot).

2° Les *maladies de l'intestin* ou du *système nerveux qui l'innerve.*

Il peut se produire des paralysies de l'intestin simulant un étranglement qu'on ne sait à quelle cause rapporter. Le fait d'Henrot (thèse, p. 36); ceux de Lejars (*Chirur. d'urgence*, 4° édition, p. 43), et, depuis, bien d'autres en sont une preuve (le cas de pseudo-obstruction guéri par l'application de la glace) (thèse de Masson).

Après la réduction d'une hernie étranglée ou après la kélotomie, persistance des signes à l'étranglement, due à la constriction subie par le collet, symptômes probablement causés par un réflexe paralysant.

Après l'opération de l'anus contre nature, il peut y avoir engouement au-dessus de l'ouverture intestinale (Nélaton).

La paralysie intestinale par troubles de la circulation de la veine porte ne se caractérise guère que par le ballonnement du ventre et la constipation.

Les étranglements du mésentère sans intestins, qui

amènent, comme les précédents, des troubles de la circulation intra-abdominale, peuvent également causer des troubles de pseudo-occlusion d'après les observations citées par Henrot; quelques-unes de ses observations d'ailleurs ne contiennent que le seul symptôme de tympanisme.

Ce *tympanisme* est un des signes les plus accusés de l'inertie intestinale des hystériques et des neurasthéniques.

Tympanites généralisées, tympanites localisées, coliques hystériques se présentent souvent chez le même malade. La tympanite peut être assez considérable pour doubler le volume du ventre et amener la mort (Axenfeld, Huchard; *voir* Bernard, *Gaz. hebdom.*, 1900, p. 229 à 231).

Dans la tympanite à forme de pseudo-occlusion, aussi bien hystérique que neurasthénique, tumeurs, douleurs, vomissements fécaloïdes, simulent, à s'y méprendre, la véritable occlusion. On peut rappeler, à cette occasion, qu'elle a été mise par les uns : Briquet, Jaccoud, Cadot, Ebstein, sur le compte du spasme; pour Axenfeld, le spasme pour les tumeurs localisées; pour Gilles de la Tourette *(Traité de l'hystérie)*, sur le compte tantôt du spasme, tantôt de la paralysie.

D'autres troubles déjà indiqués : paralysie générale, tabes, peuvent simuler les pseudo-occlusions.

Dans certaines *infections microbiennes*, l'innervation intestinale subit, comme tous les autres nerfs, des atteintes importantes dans la diphtérie, la fièvre typhoïde, etc. Le mal a disparu, la convalescence est commencée, quand survient cette inertie intestinale (diphtérie, *voir* Maingault, *Dict. gén. méd.*, t. XLIV, p. 680; Péry, thèse 1859; Trousseau, *Cliniques*, 2ᵉ édition, p. 408). Dans la fièvre typhoïde, la constipation, la quasi-obstruction, se produisent assez fréquemment. Il en est de même dans l'intoxication alcoolique, dans des altérations des processus chimiques de la digestion, dans un grand nombre d'infections : variole, rougeole, scarlatine, purpura, etc., dans la convalescence desquelles l'intestin, atteint dans son appareil glandulaire, sa musculature, son innervation, tombe dans un état d'inertie qui n'est pas sans donner quelque crainte d'obstruction.

Des lésions d'autres organes agissant à distance peuvent causer cette inertie : celle des organes génitaux surtout : ectopie testiculaire, étranglement du testicule, maladies utérines et annexielles, hernies de l'ovaire (Nélaton), tumeurs de l'aine pouvant faire croire à un étranglement de l'intestin (hernies graisseuses, kystes, abcès, hydrocèle en bissac).

Des tumeurs abdominales sans compression directe pouvant simuler des étranglements (abcès de la fosse iliaque).

Calculs s'engageant dans le cholédoque et dans l'urètre.

Enfin, les inflammations de l'appendice, son étranglement, hernies graisseuses de la ligne blanche, épiploïte phlegmoneuse (Henrot), et de légers pincements de l'intestin ont produit des symptômes d'une véritable occlusion.

Ce rapide exposé montre dans combien de circonstances diverses, soit directement, soit indirectement, l'intestin peut être frappé d'inertie ou de paralysie et présenter tous les signes d'une obstruction, « et le ventre étant ouvert, l'intestin sous les yeux, on ne trouve rien qui rende compte des symptômes observés pendant la vie » (Lejars).

Les distinctions subtiles consignées dans les livres sont souvent sans secours pour éviter l'erreur... *ars difficilis*.

On peut aborder maintenant l'étude des troubles de la sensibilité, les troubles de la sécrétion, qui, sous le nom de *colique* et de *diarrhée*, sont les phénomènes inséparables à des degrés divers de la perversion, de l'occlusion, du ralentissement et de la suspension des mouvements de l'intestin.

VII

DES TROUBLES DE LA SENSIBILITÉ INTESTINALE
A L'ÉTAT NORMAL

Insensibilité de l'intestin normal. — L'inquiétude intestinale. — La colique. — Division des coliques. — La colique nerveuse, l'entéralgie. Classification de Monneret, de Martineau, de Badour. — Névroses intestinales. — Les diverses causes de la névrose intestinale. Manifestations cliniques de cette névrose. — La rupture de l'intestin. — La névrose intestinale dans le tabes. — La colalgie, la cœlialgie.

Le travail de la digestion intestinale s'exécute sans que le sujet en ait conscience. Aucune sensation n'avertit l'homme qui digère du passage des aliments dans les divers segments du tube intestinal.

Cette question ne paraît pas avoir intéressé les physiologistes ni les pathologistes. Cela résulte du moins de nombreuses recherches dans les livres spéciaux, où on ne trouve aucune mention du changement apporté au sommeil de cette sensibilité.

Le premier degré de ce réveil de sensibilité répond sans doute à ce que Ewald et Kussmaul ont appelé *inquiétude intestinale*.

Il résulte de faits personnels et d'une enquête auprès d'autres médecins que quelques personnes, qui n'ont d'ailleurs aucun autre trouble dans les fonctions digestives, ont, au moment de la digestion intestinale, deux, trois, quatre heures après le repas, une *sensation pénible* qui se répand dans tout l'abdomen et qui se continue pendant toute la durée du séjour des aliments dans l'intestin grêle et même du côlon. Chez quelques personnes, de très légers borborygmes, quelques contractions perceptibles à la main, l'impossibilité de supporter la plus légère pression, la plus légère constriction à la région ombilicale, indiquent un degré de plus de cette exagération de la sensibilité.

Sans que cet état atteigne les proportions d'une manifestation de la névrose, on retrouve ces phénomènes atténués chez les neurasthéniques et chez les hystériques, chez les premiers surtout.

Il y a d'ailleurs des personnes qu'on ne peut ranger dans ces catégories de malades et qui se plaignent d'avoir toujours eu l'*intestin sensible*.

Il nous faut arriver après ces formes imprécises, qui sont sur les frontières de l'état pathologique, à la douleur *intestinale vraie*.

On retrouve dans les auteurs anciens la description et la dénomination de la douleur intestinale. Celse (*Trad. de Vives*, 1871, p. 249) désigne la douleur de l'intestin grêle sous le nom de *colicos* et celle du gros intestin sous le nom de *cileo*. Ambroise Paré dit : « Si le vice (obstruction) est au gresle, il s'appelle *valvulus* ou *ileus*, vulgairement *miserere mei;* mais s'il est au gros, c'est ce que nous nommons proprement *colique*, qui a pris son nom de la partie malade, qui est côlon. Pour cette cause, la colique est définie par Avicenne *douleur intestinale*, en laquelle on rend malaisément les excréments par le siège » (Amb. Paré : *vi. c. lvii. a.*, chap. LXV, 4e édition, Gabriel Buon, 1585). Fernel, Boerhave acceptent les mêmes explications; Cullen (*Inst. de la médecine pratique*, t. II, p. 230, MDCCLXXXV) définit la colique : « Le principal symptôme de cette maladie est une douleur qu'on éprouve au bas-ventre. Elle est rarement fixe et poignante dans une partie; mais c'est une distension douloureuse qui s'étend à un certain degré sur tout le ventre et particulièrement avec un sentiment d'entortillement et de torsion autour de l'ombilic. »

Il admet sept espèces de coliques idiopathiques, sans compter les symptomatiques. Il excluait des coliques celles qui étaient provoquées par des douleurs de l'estomac, du foie, du pancréas, des reins, du péritoine, de l'épiploon.

Plus près de nous, on trouve dans la *Pathologie générale* de Monncret (t. III, p. 634, 1731) une division:

I. En coliques symptomatiques : des phlegmasies aiguës, des ulcérations de la membrane interne; de toutes les formes de diarrhée; de toutes les maladies qui gênent le cours des matières stercorales (étranglements, iléus, cancer, etc.).

II. En coliques sympathiques : dans les névroses.

III. Idiopathiques dans les coliques d'Indo-Chine, de Madagascar, après un refroidissement, des émotions morales.

Bien d'autres classifications ont été produites : elles pèchent toutes par le même motif; ce sont des cadres où se réunissent des types dont la pathogénie, les manifestations sont disparates, dont les liens de parenté sont des plus douteux.

Le nom de *colique* a été certainement la cause de bien des erreurs, comme le mot de *rhumatisme* employé pour désigner toutes les inflammations articulaires. Alors qu'il s'agissait d'inflammations articulaires toxiques ou infectieuses, on mettait tout sur le compte du rhumatisme. D'abord employé pour désigner l'inflammation du gros intestin, puis de l'intestin grêle, le nom de *colique* a servi pour désigner toutes les dou-

leurs abdominales paroxystiques survenant par accès
et déterminant dans tout le ventre un sentiment de
crampes, de douleur aiguë, tormineuse, avec vomissements ou diarrhée ou constipation, des borborygmes
et quelquefois du tympanisme. Parfois, ces crampes
douloureuses se transforment en une sensation de chaleur, de brûlure.

Le nom de *coliques* n'a pas tardé à être appliqué par
les cliniciens aux *accès douloureux* de l'expulsion des
calculs hépatiques, rénaux ou pancréatiques, à la congestion de l'utérus, à son inflammation, à l'inflammation des annexes, à la péritonite, au rein flottant,
alors même que dans la plupart de ces cas l'intestin
ne prenait aucune part à la douleur éprouvée par le
malade.

En vain Barras, en 1829 (*Traité sur les gastralgies
et les entéralgies*, 3ᵉ édition. Bechet, Paris, p. 376),
dans une remarquable étude clinique, emploie le mot
entéralgie pour désigner « la colique nerveuse, spasmodique, reconnue de tout temps et certainement indé-
pendante de toute affection locale des systèmes séreux, muqueux et musculaire des intestins. Layet lui
consacre une monographie (*Arch. générales de médecine*, 1832, p. 364) sans pouvoir faire adopter ce terme.

La routine l'emporte : Leube et Eichhorst reprennent
le nom de *colique nerveuse;* le nom d'*entéralgie* n'est
presque plus usité, et Potain écrit (*Semaine médicale*,
1894, p. 541) : « En France, cette affection est assez
rare pour avoir peu fixé l'attention, et il faut remonter
aux travaux de Barras, parus en 1844, pour trouver
une description suffisamment précise de l'entéralgie. »

» Leube et Eichhorst la confondent avec la colique
nerveuse.

» Or, l'entéralgie, à n'en pas douter, a une existence bien établie. »

Dans cette leçon de l'éminent clinicien, on peut faire observer que l'affection n'est pas aussi rare qu'il le pense; que la troisième édition de Barras est de 1829 et non de 1844; qu'en même temps que Barras, Johnson, en Angleterre (*Morbid sensibility of the stomach and Bowels*, 6ᵉ édit. Londres, 1829), et Schmidimann, en Allemagne (*Colica nervosa*, 1830), avaient étudié les névroses de l'estomac et de l'intestin.

On a groupé sous divers chefs les *douleurs intestinales* ou *coliques*. Monneret a donné dans sa *Pathologie générale* (t. III, p. 634. Bechet, Paris, 1861) une classification citée plus haut qui a été longtemps adoptée. Puis on préféra celle de Badour (thèse de Paris, 1859 : *Étude sur la colique*), qui admet deux grandes classes : la première, par causes physico-organiques, coliques par exagération fonctionnelle, par arrêt complet des matières, les coliques inflammatoires; deuxième classe, les coliques par causes dynamiques, les coliques qui dépendent d'une névrose.

Martineau (*Dict. Jaccoud*, t. VIII, p. 711) propose de les diviser en coliques symptomatiques et en coliques réflexes ou sympathiques.

Toutes ces divisions sont critiquables, et il paraît difficile, en l'état de nos connaissances sur la pathogénie des douleurs abdominales, d'en proposer une qui puisse satisfaire aux exigences d'une exacte nosologie. Cependant, au point de vue clinique, la moins défectueuse est celle qui admet une forme *névropathique*, manifestation des névroses sans lésions démontrées jusqu'à ce jour de l'appareil nerveux central ou périphérique; une *forme réflexe* due à des excitations parties de la périphérie ou des différents viscères et produisant sur l'intestin des phénomènes névro-moteurs; enfin, une dernière forme *symptomatique des lésions de la muqueuse, de la musculeuse, de la séreuse intes-*

tinale, qu'elles soient le fait de phlegmasies banales ou spécifiques, d'obstacles, de gêne à la circulation des matières intestinales.

L'étude des *douleurs abdominales symptomatiques* est généralement traitée à l'occasion des diverses lésions intestinales dans lesquelles elles se produisent. Elles suivent l'évolution de la lésion qu'elles précèdent quelquefois ou qu'elles accompagnent jusqu'à disparition des lésions qui l'on fait naître. Leur étude spéciale ressortit à la pathologie interne.

Quant aux *névroses intestinales* qu'on observe dans le courant de la neurasthénie, de l'hystérie particulièrement ou dans les névropathies qui sont le résultat de la conjonction de ces affections ou de leurs produits, elles n'ont été qu'incomplètement étudiées. (Voir Bouveret : *La Neurasthénie,* Paris, Baillière, 1900; J. Levillain, *La Neurasthénie, maladie de Bread,* Paris, Maloine, 1891; Paul Glutz, *Dyspepsies nerveuses et neurasthénie,* Paris, Alcan, 1898.)

Tous, certes, ont reconnu l'importance des troubles gastro-intestinaux pour le diagnostic, le pronostic et le traitement de ces névroses, mais leurs descriptions englobent l'estomac et l'intestin, dont les manifestations douloureuses marchent, à vrai dire, la plupart du temps, de pair. Ils n'ont pas essayé d'en dégager la forme purement intestinale, sauf cependant en ce qui touche le gros intestin dans les études sur *la colalgie* et la *colite pseudo-membraneuse.*

Récemment, en 1901, M. R. Blanchet, dans une thèse sur les *Névroses intestinales* (Paris, Naud, 1901), a donné une bibliographie a peu près complète des travaux parus sur ce sujet. Il fait remarquer, en effet, que la plupart de nos Traités de pathologie : Brouardel, Gilbert, Bouchard, Brissaud, et les manuels de O. Laveran et Teissier, Dieulafoy, sont muets à ce sujet.

Dans Grisolle, Jaccoud, c'est à propos de la colique saturnine que la question est abordée.

Eichhorst (*Traité de pathol. interne et de thérap.*, t. II, p. 293, Steinheil, 1889), dans un chapitre intitulé : DOULEURS INTESTINALES NERVEUSES, ENTÉRALGIE (coliques, entérodynie, névralgie mésentérique), a étudié sous ce nom, depuis les douleurs de la coprostase, celles de la décomposition des aliments et la colique toxique jusqu'à celle des névroses.

Peut-être pensera-t-on qu'il y a lieu de distinguer entre ces diverses espèces de coliques.

Spring (*Symptomatologie ou traité des accidents morbides*, Bruxelles, Manceaux, 1866-68, t. I, p. 160 et suiv.) multiplie les divisions et décrit successivement l'entérodynie nerveuse, la colique nerveuse et la colique sympathique qui ont un grand air de parenté entre elles.

Il est à remarquer qu'aucun de ces auteurs ne fait mention de Barras, qui a un des premiers dégagé si nettement ce type de la douleur intestinale et en a tracé un tableau si précis en fournissant des observations à l'appui destinées à montrer les dangers qu'on faisait courir aux malades en les traitant comme des phlegmasies.

Ces études étaient d'autant plus méritoires qu'elles étaient publiées à l'époque où la médecine physiologique était à l'apogée de sa gloire et où Broussais et ses partisans n'admettaient aucune contestation de la doctrine.

Comme on l'a déjà fait remarquer plus haut, l'hystérie, la neurasthénie, l'hypochondrie (Barras), le tabes et certaines affections de l'estomac (hyperchlorhydrie), revendiquent la plupart des cas de cette névrose.

Cette névrose peut se produire spontanément ou naître à l'occasion de causes provocatrices, qui peuvent être une cause mécanique, une intoxication, une infection ou une cause réflexe partie de l'utérus, de la vessie et quelquefois même une cause diathésique, comme la goutte, le rhumatisme. M. Blanchet y ajoute la coprostase, les corps étrangers, le tænia, le tabac, le mercure. Ainsi élargie, l'étiologie des névroses intestinales comprendrait les coliques symptomatiques.

Ce n'est pas à dire que le tableau des manifestations cliniques de la névrose ait un caractère si précis qu'on ne saurait le confondre avec des douleurs intestinales d'une autre origine, mais il ne faudrait pas considérer toutes les coliques symptomatiques comme des coliques nerveuses; les anamnestiques, divers signes, établissent la séparation.

Les *signes de l'affection névrotique de l'intestin* sont esentiellement *variables*. Dans un certain nombre de cas, sous l'influence d'une émotion, d'un léger refroidissement, sans motifs, des douleurs vives, une sensation de torsion, de tiraillement intestinal part de l'ombilic pour s'irradier dans les diverses parties du ventre, dans les lombes; le malade, les cuisses fortement fléchies, comprime le ventre comme s'il voulait arrêter les mouvements de l'intestin. En proie à ces douleurs, il est pâle, les traits tirés; couvert d'une sueur froide, il exhale des plaintes entrecoupées de soupirs. Le pouls est petit, serré, le plus souvent ralenti; la respiration courte, précipitée. La température abaissée. Une issue fatale semble imminente. L'appareil symptomatique est assez effrayant pour la faire redouter.

Bouillaud d'ailleurs en a cité des exemples. On comprend, en effet, que chez des sujets affaiblis ou dont le myocarde est malade, les violentes excitations parties de l'intestin soient de nature à amener la dilatation aiguë et l'arrêt du cœur. C'est d'ailleurs un événement fort rare et qui nécessite des conditions préalables qui ne se rencontrent qu'exceptionnellement.

Si quelques malades sont soulagés par *la pression*, d'autres ne peuvent tolérer le *moindre contact;* les uns ont la peau anesthésique; les autres, hyperesthésique. Chez les uns, le ventre est *tendu,* les muscles rigides immobilisent l'intestin; chez d'autres, ce sont des *mouvements péristaltiques,* tumultueux, avec des bruits de gargouillement produits par le choc des gaz qui parcourent toute l'étendue de l'intestin. Ils s'échappent bruyamment, soit par les éructations, soit par l'anus, ou bien ils s'accumulent dans l'intestin pour y causer un énorme tympanisme.

Des irradiations se font sentir vers les autres organes : des hoquets, des vomissements, de la diarrhée, de l'oppression, des palpitations de cœur, des crampes testiculaires, du priapisme avec éjaculation ont été observés. Des crampes dans les mollets, des convulsions générales; le calme revenu, un accablement, un brisement général sont fréquemment la conséquence de ces violents accès.

Oppolzer a vu survenir la *rupture de l'intestin* par une énorme accumulation de gaz (Eichhorst). Nous avons vu cet accident mortel se produire chez un homme de cinquante-cinq ans atteint depuis longtemps d'un rétrécissement intestinal. Dans un accès aigu d'obstruction, l'intestin se rompit avec bruit en ma présence et la mort survint trois heures après.

C'est dans ces formes de coliques qu'on a signalé ces cas de *tympanisme localisé* ou de *tympanisme généralisé,* qui double la circonférence du ventre et peut donner lieu à cette submatité qu'Axenfeld (*Névroses,* 1863) appelait *atympanisme.*

C'est également dans ces cas-là qu'on observe les *pseudo-obstructions* avec vomissements fécaloïdes dont les symptômes sont tellement identiques à ceux de l'obstruction vraie que le diagnostic est souvent im-

possible. Cependant Schloffer (anal., *Sem. méd.*, 1900.
p. 37) prétend que dans l'iléus vrai les matières intestinales sont liquides, solides dans la pseudo-obstruction.

Il a été question de ces cas à l'occasion des troubles
du mouvement et de l'antipéristaltisme.

Ces douleurs reviennent par accès, se répètent pendant plusieurs heures ou ne durent que quelques
instants et disparaissent pour ne se reproduire qu'à
une époque plus où moins éloignée, sous l'influence de
causes identiques ou différentes.

Il faut rappeler ici ce qui se passe dans le *tabes* :
les douleurs entéralgiques du tabes sont beaucoup plus
rares que les crises gastriques, avec lesquelles elles
coïncident souvent. « Il est rare que l'entéralgie se montre isolée; cependant, cela s'observe quelquefois, dit
Vulpian *(Maladies du système nerveux*, 1879, p. 324).
« Les douleurs sont des plus pénibles, parfois atroces,
la diarrhée se déclare; ce sont des selles abondantes,
bilieuses, muqueuses, séreuses. » Vulpian cite une observation dans laquelle les accès de douleurs gastro-
intestinales durèrent plus de huit à dix jours.

Nous avons eu occasion de voir la forme purement
névralgique simulant un accès de colique de plomb; les
symptômes du tabes ne se déclarèrent que beaucoup
plus tard.

Le plus souvent, les douleurs sont peu importantes :
il y a surtout de la paresse intestinale, de légères douleurs, des envies illusoires d'aller à la selle. On connaît les fourmillements, les engourdissements à l'anus,
la sensation de fer rouge dans cette partie de l'intestin
et quelquefois celle d'un corps étranger, d'un bâton
qui pénétrerait dans le rectum.

Peut-être que certaines *colalgies* : douleurs vagues,
fugitives, parcourant la longueur du gros intestin, avec

constipation, et qui ne reconnaissent ni l'intoxication
saturnine, ni la dilatation avec stagnation des matières
dans le côlon, ni la dilatation avec hypertrophie (maladie de Hirschsprung), appartiennent à des formes très
frustes du tabes, qui ne livrent que tardivement au
diagnostic ces symptômes caractéristiques. Elle peut
dans quelques cas affecter la forme des douleurs que
Briquet *(loc. cit.,* p. 217) a décrites sous le nom de
cœlialgie et qu'il localisait à l'intestin. Pour Valleix et
Notta, il ne s'agissait, dans ces cas, que d'une névralgie lombo-abdominale.

Trousseau *(Clinique méd.,* t. III, 2ᵉ édit., p. 28) affir-
mait que chez les vieillards et chez les hommes arrivés
à un certain âge, chez un grand nombre de jeunes
femmes, ce qu'on appelle de la gastralgie, n'est rien
autre chose que de la *colalgie.*

VIII

L'entéralgie de la colique de plomb ; elle diffère de la myosalgie des parois
abdominales, de l'hyperesthésie cutanée, de la névralgie lombo-abdominale. — Le rhumatisme de l'intestin existe-t-il ? — Les formes de
l'entéralgie goutteuse (observation de Graves). — Dysenterie goutteuse de Barthez. Douleurs abdominales dans les affections des divers
viscères de cette cavité. — Coliques hépatiques forme gastralgique. —
Coliques utérines. Coliques néphrétiques. Compressions de l'uretère.
Maladies du pancréas.

Il est souvent fort difficile de mettre sur la colique
l'étiquette étiologique qui lui convient.

Lorsque des accumulations stercorales, des amas
de vers, tænias, lombrics ou botriocéphales, une sténose intestinale, des substances toxiques, une entérite
simple ou ulcéreuse, amènent des douleurs intestinales, les antécédents, l'absence de selles ou le caractère des selles éclaircit le diagnostic.

Les douleurs n'ont pas le même caractère de violence, de spontanéité des accès d'entéralgie. Elles accompagnent une diarrhée intense après l'absorption de substances toxiques, etc. L'intestin est douloureux dans le siège de l'amas stercoral, dans le trajet des ulcérations; des vers, des cucurbitins sont expulsés, etc.

Une des formes de colique toxique qui affecte une très grande ressemblance avec la colique nerveuse, et qu'on a pendant longtemps considérée comme une lésion nerveuse des parois abdominales, la *colique de plomb*, qui, à n'en pas douter, siège bien dans les ganglions qui envoient leurs filets nerveux à l'intestin. (Voir Mosse, comm. à la Soc. de Méd. int. de Berlin, fév. 1902 : *Colique saturnine expérimentale; lésion des ganglions cœliaques)*, est quelquefois dénoncée par le malade lui-même. La rétraction du ventre, la constipation opiniâtre, le liséré gingival, le facies, les troubles sensitifs et moteurs préviennent l'erreur.

La *myosalgie des parois abdominales* ne saurait être prise pour une colique intestinale. Le repos absolu calme cette douleur, la moindre contraction la réveille. Quand on saisit la masse musculaire, qu'on la presse légèrement, on réveille la sensibilité. Il en est de même de cette *hyperesthésie cutanée* des hystériques, des névropathes qu'on fait apparaître par le simple frôlement d'une pointe mousse sur la peau. Il faut ne pas oublier que cette hyperesthésie coïncide souvent avec des douleurs des viscères profonds et avec la *névralgie lombo-abdominale*, dont on retrouvera les points caractéristiques de Valleix à la pression.

Le *rhumatisme* peut-il atteindre l'intestin et y provoquer des douleurs qui simuleront la colique nerveuse? Ball, dans sa thèse d'agrégation (*Rhumatisme viscéral*, 1866), n'en fait pas mention. Cependant, on la trouve décrite comme la conséquence du froid humide agissant sur le ventre et sur les pieds ou à la suite de la suppression de la sueur habituelle aux pieds (Spring, t. I, p. 169). Mais, cette façon de considérer comme rhumatisme les douleurs d'origine *a frigore* ou succédant à la suppression d'une sécrétion pathologique n'est plus acceptée. Le rhumatisme, dont le domaine était autrefois sans bornes, s'est trouvé réduit à l'état d'une simple manifestation de l'arthritisme, dont il doit présenter les caractères d'origine, de développement, de métamorphose, jusqu'à ce que son origine bactérienne soit mieux démontrée. Il doit, en outre, se modifier sous l'influence de certaines actions médicamenteuses.

Dans une des meilleures études qui aient été écrites sur le rhumatisme (*Dict. Dech.*, art. RHUMATISME, de Besnier, 3ᵉ série, t. IV, p. 691), on trouve cette appréciation : « L'estomac et l'intestin prennent généralement peu de part à l'état morbide dans un grand nombre d'attaques de rhumatisme articulaire aigu... » Et, à propos d'une citation de Stoll, qui avait observé un rhumatisme des intestins dans l'année 1776, il met en doute que ce soit un rhumatisme : « L'entérite rhumatismale » dysentériforme, qui n'est pas une dysenterie pro- » prement dite, n'est un fait ordinaire à aucune pé- » riode du rhumatisme articulaire aigu... » Et, page 602, il considère cette attaque d'entérite dysentériforme dans le rhumatisme plutôt comme une complication ou comme une association morbide qu'une des manifestations de cette maladie.

On voit donc avec quelle réserve doivent être acceptées toutes ces *douleurs rhumatismales d'intestin*, qu'une trop libérale extension du mot *rhumatisme* fait donner par des cliniciens à des douleurs intestinales qui n'ont aucune parenté avec le rhumatisme.

La *goutte*, au contraire, n'épargne pas plus l'intestin que l'estomac. Elle se présente sous une *forme larvée* qui est constituée par une paresse intestinale caractérisée par de la constipation et de la flatulence. Ces malades sont souvent tourmentés par des coliques et de la tympanite abdominale. Cette *forme d'entéralgie* s'accompagne assez souvent de rétraction du ventre, le plus souvent il y a de la diarrhée (art. Goutte, *Dict. Dechambre*, 4° série, t. X, p. 96). L'apparition et la disparition brusques de coliques, de diarrhée, coïncidant avec la suppression ou le retour d'accidents goutteux ne sont pas rares chez ces malades et même chez des sujets dont l'hérédité est fortement chargée de cette diathèse. On la rencontrera aussi prématurément chez de jeunes sujets qui auront plus tard des manifestations articulaires ou rénales.

Garrod (*De la Goutte*, trad. Ollivier, p. 565) ne fait qu'une courte mention de l'entéralgie goutteuse. Graves (*Clin. méd.*, trad. Jaccoud, p. 607) a rapporté l'histoire d'un malade goutteux qui se fatiguait beaucoup à la chasse, se livrait à des excès de boisson et de nourriture et fut pris, après la suppression subite du dernier accès, de coliques violentes avec constipation opiniâtre. La douleur très vive fut accompagnée de hoquets et d'ictère. Quatre mois après, nouvel accès. A partir de ce moment, ces paroxysmes de douleurs abdominales devinrent très fréquents. « C'était une dou- » leur sourde et fixe occupant la région du côlon. » Cette douleur n'était pas augmentée par la pression; » elle était accompagnée de nausées, parfois de vo- » missements, et dans tous les cas d'une constipation » opiniâtre. Ces phénomènes amenaient une agitation » et une anxiété accablantes. Ces accès durèrent trois » jours et trois nuits. Les selles rétablies, ils dispa- » rurent immédiatement. Le malade n'a pas eu de

» fièvre, aucun signe d'inflammation abdominale. Les
» paroxysmes étaient constamment précédés d'un ac-
» cès de goutte aux pieds. »

Ce malade finit par succomber à des accidents mé-
dullaires d'origine goutteuse.

Graves fait un rapprochement avec la colique de
plomb dont son malade a éprouvé quelques symptômes : constipation opiniâtre, douleurs, affaiblissement dans les membres, lésions des nerfs périphériques.

L'observation prête d'ailleurs à de nombreuses critiques; le rôle joué par le foie, les médications anti-
goutteuses, etc.

On a parlé également d'une autre manifestation intestinale de la goutte avec exsudation séreuse abondante : la *dysenterie goutteuse* de Barthez et de Musgrave. (Barthez, *Traité des maladies goutteuses*, Paris, Delerville, 1802, p. 203; Musgrave, *De arthritide
anormala*, 1777, Exoneriæ, p. 157.) Il en sera question
aux *troubles de la sécrétion*.

On éprouve parfois de grandes difficultés à dépister
la goutte intestinale quand celle-ci n'est pas nettement caractérisée, que ni tophus, ni manifestations
articulaires n'en ont antérieurement affirmé la présence. Il y a longtemps que tous ceux qui ont étudié
cette maladie ont établi la variété de ces métamor-
phoses.

Les *douleurs abdominales* qui se produisent dans le
courant des affections des *divers viscères de cette cavité :* foie, reins, pancréas, utérus, ont-elles pour
siège le viscère ou doivent-elles être attribuées à des
troubles réflexes sur l'intestin? Le terme *colique* usité
pour désigner ces douleurs viscérales n'est-il employé
qu'à cause de la ressemblance clinique qu'affectent
ces douleurs avec celles qui se montrent dans les

affections intestinales? Quoiqu'on ait critiqué plus haut cette extension donnée au terme de *colique*, on ne saurait cependant nier dans quelques cas la participation de l'intestin, les manifestations pathologiques névro-sécrétoires dont il est l'objet; dans d'autres circonstances, ce sont des douleurs réflexes ou par continuité nerveuse. Il peut même arriver que tout se passe en apparence dans l'intestin quoique le foie soit en cause et même *vice versa*.

Il est évident, comme le dit Trousseau (*Cliniques*, t. III, 2ᵉ édit., p. 213), que chez des individus atteints de douleurs violentes occupant l'hypochondre droit, le creux de l'estomac, le pourtour de l'ombilic s'irradiant dans l'abdomen, la poitrine, accompagnée de nausées, de vomissements, d'*ictère*, qui apparaîtront le lendemain de l'accès de douleurs, on pourra poser le diagnostic de *coliques hépatiques*.

« Mais il s'en faut de beaucoup que les coliques hépatiques soient toujours caractérisées par un ensemble de symptômes aussi nettement tranchés. »

Un grand nombre de malades ne se plaignent que d'anxiété, de malaises, de douleurs à l'épigastre, avec des nausées, des vomissements, quelquefois simplement de crampes d'estomac (forme gastralgique de la colique hépatique) (Sénac et Cyr).

On en reste aux conjectures (Morgagni) jusqu'à ce qu'un de ces accès soit suivi de jaunisse.

Le diagnostic devient encore plus incertain si les douleurs se localisent dans le côlon transverse, dans l'hypochondre gauche et qu'il s'y joigne de la constipation avec un peu de dyspepsie. L'apparition de l'ictère ou la découverte du *calcul dans les fèces* peut seule lever les doutes.

En l'absence de ces signes, l'erreur est souvent commise, d'autant plus que l'excitation produite par la poussée du calcul sur l'orifice de la vésicule biliaire pourvue d'un riche plexus nerveux avec cellules ganglionnaires dont l'excitation se communique au plexus nerveux intestinal.

On s'explique aussi par ces relations anatomiques les retentissements douloureux de la vésicule sur l'intestin et ainsi jusqu'à un certain point la justification du mot *coliques* appliqué aux douleurs de la migration des calculs du foie.

Il en est de même des *coliques utérines* et des *coliques salpingiennes*, qui ne sont d'ailleurs le plus souvent que des coliques utérines.

Ces douleurs produites chez les *dysménorrhéiques* sont d'origine ovarienne, d'origine utérine par sténose, par flexions, déviations, avec ou sans métrite. Chez les dysménorrhéiques diathésiques, elles entraînent avec elles des troubles digestifs : nausées, gastralgies, constipation ou diarrhée, tympanisme.

La *colite* est fréquente chez les femmes atteintes de lésions génitales, et Litten, avec raison, a dit que les huit dixièmes des malades de gynécologie étaient atteintes de colite.

Tantôt elle se produit avec des lésions intestinales appréciables anatomiquement, tantôt pas de lésions, comme l'a montré Edwards.

Ce sont surtout la métrite, la rétro-version, le prolapsus, qui coïncident avec cette colite douloureuse, terme ultime d'un réflexe dont l'origine se trouve dans une irritation des plexus abdominaux (comm. de Blondel, Société thérapeutique, 27 oct. 1897).

En même temps que la cystite si souvent liée à l'inflammation de l'utérus, on voit survenir des *rectites très douloureuses* avec expulsion de mucosités.

Généralement, les femmes distinguent elles-mêmes assez bien les douleurs utérines et des annexes avec les douleurs intestinales; d'ailleurs, la palpation minutieuse pratiquée au niveau de l'utérus ou des annexes exaltent la douleur dans ces points. Les irradiations de cette douleur dans les lombes, à la région sacrée, dans les cuisses, permettront dans la majorité des cas de rattacher la colique à son véritable point de départ, alors même que l'intestin est atteint de constipation ou d'hypersécrétion.

La *colique néphrétique* peut simuler, on le sait, la colique hépatique, mais elle peut également faire croire à une lésion intestinale et donner lieu à des symptômes qui rappellent ceux de l'étranglement interne. Terrier a vu un début d'occlusion ressemblant tout à fait à des coliques néphrétiques : la douleur partait de la région épigastrique et s'accompagnait de rétraction des deux testicules et de brûlure au méat urinaire, et *vice versa;* dans deux cas de Desnos, le passage d'un calcul dans l'uretère s'accompagna de véritables symptômes de pseudo-étranglement (Cahier, *loc. cit.,* p. 73).

Les *graviers assez volumineux* pour oblitérer l'uretère, après avoir causé des coliques, ont amené des phénomènes urémiques dont les manifestations se produisaient du côté de l'intestin sous forme de coliques intestinales avec diarrhée abondante.

On ne saurait insister sur les *compressions de l'uretère* par des tumeurs qui amènent des accès de douleurs abdominales, de l'hydronéphrose; on ne peut se tromper que très exceptionnellement.

Les *diverses maladies du pancréas : pancréatite aiguë, pancréatite chronique, lithiase pancréatique, kystes du pancréas, cancer du pancréas, etc.,* entraînent des *douleurs profondes sus et sous-ombilicales,* avec troubles digestifs : diarrhée, quelquefois diarrhée graisseuse spéciale, vomissements qui peuvent en imposer pour une affection intestinale simple.

Dans les *kystes du pancréas*, la douleur simule la colique hépatique : douleurs vives, aiguës, revenant par accès, avec laquelle elle a été confondue, c'est la *névralgie cœliaque de Friedreich* (Mathieu).

Les douleurs du cancer sont intolérables, paroxystiques, les malades, courbés en deux, serrent fortement leur ventre avec les mains et restent immobiles.

Le syndrome pancréatique : la *glycérine*, la *glycose dans les urines*, la *présence d'une tumeur à la région ombilicale* ne se rencontrent pas toujours. La laparotomie devient nécessaire pour éclairer le diagnostic. (Voir *American Journal of Med. Sciences*, décembre 1902, obs. de Kinienth.)

Quand la tumeur existe, il est souvent impossible de la distinguer d'une tumeur du pylore, du duodénum, des ganglions et même du côlon transverse (Mathieu, *Pathol. Charcot, Bouchard*, t. III, p. 425).

Sans aucun doute, beaucoup de ces lésions pancréatiques au début ont été prises pour des névralgies intestinales.

IX

Les coliques de l'appendicite. Opinions de Dieulafoy et de Talamon. — Difficulté du diagnostic avec les entéro-colites, les typhlo-colites muqueuses, membraneuses, sableuses. — La douleur péritonéale. — Les douleurs de l'entéro-colite pseudo-membraneuse; leurs variétés. — — Lithiase intestinale. — Corps étrangers de l'intestin. — Origine du sable. — Coliques chez les enfants. — Névrose intestinale. — Coliques réflexes. — Excès de nourriture. — Vers intestinaux. — Difficulté du diagnostic des coliques.

Les *coliques attribuées à l'appendicite* ont été l'objet d'une vive controverse.

Dieulafoy (*Manuel*, t. II, 14° édit., p. 428) affirme

que les douleurs qu'on attribue à la migration du
calcul dans l'appendice et qu'on a appelées « coliques
appendiculaires ». consacrent une erreur; les douleurs
si vives qui occupent le point de Mac-Burney, qui s'ir-
radient à l'épigastre et dans d'autres parties de l'abdomen et que ce professeur décrit avec un art si précis
et avec tant de relief, qui s'accompagnent d'hyperesthésie de la peau, de nausées, de vomissements, de
constipation, seraient dues à la formation d'un foyer
clos intra-canaliculaire avec la toxi-infection qui lui
fait suite et retentissement sur le péritoine. Talamon,
de son côté, qui a le premier employé l'expression de
colique appendiculaire, considère la colique, la douleur provoquée par l'appendice malade et qui s'irradie
dans l'abdomen, comme un des symptômes qui se
montrent dans toutes les formes de l'appendicite depuis
l'irritation la plus légère jusqu'à celle qui aboutit à la
perforation. (*Méd. mod.*, I, 1897 à 1904, surtout année
1900, p. 90.)

Pour Talamon, la douleur, la colique appendiculaire serait produite par la contraction de l'appendice
qui veut se débarrasser du calcul, de la boulette stercorale. Cette opinion a été réfutée par Roux, Tripier,
Dieulafoy, dont on a vu plus haut l'opinion. Il n'est
pas douteux cependant, comme Beaussenat l'a montré, que l'appendice se contracte pour se débarrasser
de son contenu.

Outre les déplacements du calcul, Talamon pense
encore que ces douleurs peuvent être dues à des pous-
sées inflammatoires successives, à des brides, à des
adhérences péritonéales qui tiraillent, tordent l'appendice, enfin à la phase préparatoire de l'appendicite. « La colique appendiculaire n'est qu'un pro-
logue, un premier acte rapidement suivi d'accidents
redoutables de la péritonite par perforation, qui se

présente seulement dans le dixième des cas (Talamon). » Cette opinion n'est pas acceptée par beaucoup
de cliniciens qui croient sinon la perforation, du
moins la péritonite appendiculaire contemporaine de
la colique. La péritonite est beaucoup plus fréquente
qu'on ne l'a dit par le passage des microbes dans la
cavité péritonéale à travers les membranes intestinales.
En outre, la brusquerie de la péritonite sans phases
préparatoires où les symptômes sont fusionnés est également fréquente.

Malgré la précision avec laquelle le professeur Dieulafoy a tracé la physionomie de l'appendicite, dont il
résume les symptômes en les termes suivants : douleurs spontanées et provoquées au point de Mac-Burney, défense, hyperesthésie, nausées, vomissements,
le diagnostic peut néanmoins présenter les plus grandes difficultés avec les *entéro-colites*, les *typhlo-colites
muqueuses*, *membraneuses* et *sableuses*.

Les *douleurs, dans ces derniers cas*, peuvent s'établir
aussi promptement que dans l'appendicite, occuper le
cæcum presque exclusivement, la défense musculaire,
l'hyperesthésie, sont un peu moindres, mais ces nuan-
ces sont bien peu solides pour asseoir un diagnostic.
M. Dieulafoy l'a parfaitement compris, puisqu'il a insisté pendant deux pages (470-471, t. II, 14° édit.) de
son excellent Manuel sur ces difficultés, qu'une *étude
attentive, une longue expérience*, peuvent seules permettre de trancher.

Il ne saurait être question ici de la *douleur péritonéale* qui peut se montrer après des perforations de
l'ulcère gastrique duodénal, du jéjunum, de l'iléon et
du gros intestin. La brusquerie, l'intensité, le coup de
poignard (Dieulafoy) dans le point perforé, puis l'ir-
radiation de la douleur superficielle en éclairs dans
tout l'abdomen, les modifications de la circulation, de

la température, le facies, permettent dans la très grande majorité des cas de ne pas l'attribuer à l'intestin malgré les phénomènes de *péritonisme* (Gubler) que présentent quelquefois certains entéralgiques.

On ne peut qu'indiquer ici les symptômes de la *colite pseudo-membraneuse*. Si la plupart du temps les malades accusent des douleurs vives au niveau et au-dessus de l'ombilic, trois ou quatre heures après des coliques, il existe un grand nombre de cas dans lesquels la douleur s'irradie à tout l'abdomen ou se localise dans la fosse iliaque droite avec contractures intestinales et formation de *tumeurs fantômes* ou simulant l'appendicite. La douleur peut même débuter par la région du cæcum, y provoquer des vomissements réflexes. L'état général devient mauvais, la fièvre s'établit, la température atteint 39°5 et 40°. Est-ce une appendicite? La perplexité du médecin est grande et le diagnostic difficile.

Quelquefois la marche est plus lente, les douleurs plus profondes, plus obscures, rémittentes, l'appétit disparaît, les forces s'épuisent, le sujet tombe dans un état de tristesse, de découragement profond.

Le facies du malade, son amaigrissement, sa teinte pâle, les douleurs, l'expulsion de glaires sanguinolentes ont bientôt constitué tous les éléments du diagnostic d'une tumeur maligne intestinale qui ne tarde pas à se résoudre, à *disparaître après l'expulsion* d'un *paquet de mucosités intestinales, de tuyaux*, de *rubans membraneux*.

La *lithiase intestinale*, les *corps étrangers* de l'intestin, ceux-ci formés par des *incrustations* de débris végétaux (grains de café, de maïs, d'avoine, etc.), des concrétions d'origine médicamenteuses (bismuth, sels de chaux), *entérolithes*, *coprolithes* sont, avec le sable intestinal, la cause de douleurs extrêmement vives qui ont pu simuler des coliques hépatiques par leur violence et leur extension. Elles provoquent des crises d'expulsion très intenses.

On les voit coïncider le plus souvent avec des entérocolites chroniques et surtout l'entérocolite pseudo-membraneuse. La véritable origine de ce sable n'est pas toujours aisée à reconnaître et si, dans quelques cas, on peut invoquer la théorie de Laboulbène sur l'introduction avec les aliments et la boisson des éléments minéraux qui forment cette lithiase ou la théorie diathésique de Dieulafoy qui veut que la lithiase intestinale, biliaire, urinaire soit la conséquence d'une viciation des phénomènes de la nutrition, on ne peut s'empêcher, comme Mathieu et d'autres l'ont fait remarquer, d'attribuer une certaine importance à la *stase* et à la *rétention* des produits inflammatoires.

Chez les *enfants*, les douleurs intestinales, les *coliques* ne sont pas rares. On sait avec quelle facilité les nourrices, les mères attribuent les cris de leurs enfants à des douleurs intestinales. Souvent il n'en est rien et les motifs qui font crier un enfant sont ignorés; dans d'autres circonstances, au contraire, l'expulsion de gaz, de matières liquides fétides, des borborygmes, témoignent, en effet, du siège de la douleur et de la cause des cris.

La plupart des médecins d'enfants, d'ailleurs, sont unanimes à reconnaître la fréquence des douleurs intestinales chez les enfants.

Baginsky (*Traité des maladies des enfants*, 1892, p. 451) les atribue soit à une *névrose* provoquée par des phénomènes anormaux du côté du système nerveux de l'intestin ou bien à un réflexe produit par une irritation des nerfs périphériques de la peau ou des nerfs sensibles de l'intestin par le contenu anormal de l'intestin. Il est entendu que chez l'enfant comme chez l'adulte, tout ce qui amène une inflammation de l'intestin provoque des douleurs. Il en est de même de l'intoxication produite par certaines substances, le plomb en particulier, qui pénètre chez l'enfant soit par le lait de la mère, soit par la voie pulmonaire dans une atmosphère contenant des vapeurs plombiques.

Les *coliques réflexes* sont très fréquentes, dues le plus souvent à la nourriture, à l'exagération de la nourriture surtout. Le sucre de lait donne, en effet, naissance à beaucoup de gaz, à des acides organiques qui distendent ou irritent l'intestin. On ne peut nier que l'usage de certains aliments par la nourrice, les émotions qu'elle ressent, l'apparition des règles, etc., ne provoquent chez quelques enfants des coliques qui se traduisent par des cris, des borborygmes, l'expulsion de gaz et de matières liquides, de selles plus abondantes, glaireuses, verdâtres. N'oublions pas comme cause de coliques la présence de *vers intestinaux*, si souvent invoquée par les mères de famille et peut-être trop souvent laissée de côté par les médecins.

Baginski cite, d'après Wertheimher, les *coliques hystériques* chez les enfants. Il croit lui-même que la *malaria* peut se traduire chez eux par de violentes coliques intermittentes.

Osler a vu chez les enfants des crises de coliques qui simulaient l'appendicite. Ces accès étaient suivis de manifestations viscérales et d'érythème. *(Münch. Med. Woch.*, 18 mai; *Méd. Mod.*, 1904, p. 205.)

Les *causes* qui sollicitent les douleurs intestinales sont souvent *inexplicables*, de sorte que, malgré le désir de ne rien oublier d'important, il est encore bien des cas qui n'ont pas été signalés où la sensibilité de cette vaste surface muqueuse, si abondamment pourvue de nerfs, a été mise en jeu et dont le diagnostic est resté en suspens.

X

TROUBLES DES SÉCRÉTIONS INTESTINALES

Les troubles des sécrétions intestinales. — Les résidus de la digestion, les matières fécales. — Des diverses formes de la constipation. — Suppression de la fonction mucogène. Cause principale de la constipation. — Du nombre des selles. — Scybales, entérolithes, coprolithes. — Divers cas dans lesquels se rencontrent les selles sèches, ovillées, débris épithéliaux et mucus. — La fonction purgative, telle dans les entérites pseudo-membraneuses. — Origine du mucus des selles. — Composition des selles,

Les sécrétions intestinales peuvent être *amoindries, suspendues, perverties* ou très *augmentées*. Ces deux derniers troubles marchent souvent de pair et à la perversion s'ajoute fréquemment l'augmentation des sécrétions.

Les résidus de la digestion, les *matières fécales*, ne sont pas uniquement composées de débris alimentaires, mais encore des produits de la sécrétion intestinale, de la bile, du suc pancréatique et de l'épithélium intestinal. Les sujets qui ne prennent pas d'aliments, au moins dans les premiers jours de la diète, vont néanmoins à la selle. Plus tard, l'*absence de stimulant à la surface intestinale* amène la diminution progressive jusqu'à les suspendre des sécrétions des glandes intestinales, de la chute de l'épithélium et des sécrétions des glandes annexes et surtout du foie. On sait, en effet, que l'arrêt de la sécrétion biliaire entraîne de la constipation, que l'opothérapie hépatique fait disparaître.

Il est **difficile** d'isoler la constipation par absence de stimulant des autres causes qui ont été énumérées à l'occasion des troubles du mouvement et de la sensibilité.

On a vu, en effet, que cet arrêt dans l'expulsion des matières fécales peut être dû : 1° à la diminution ou à la *suppression de la contraction des muscles* des parois intestinales, des parois de l'abdomen et même des muscles du périnée; 2° au *spasme des muscles* intestinaux ou des sphincters (fissures à l'anus); 3° aux *troubles de la sensibilité* de la muqueuse rectale, de cause locale ou centrale; 4° à *l'excès de volume* du bol fécal ou à un obstacle mécanique de cause interne ou externe arrêtant le libre passage des matières; 5° enfin, à la *suppression des sécrétions intestinales*.

Cette *suppression de la fonction mucogène* est encore assez mal connue et quelquefois plutôt supposée que réellement démontrée; elle est souvent accompagnée des troubles de la motilité intestinale ou de l'anesthésie de la muqueuse dont les réactions réflexes sur la motilité ne sont pas sollicitées; ce sont alors ces troubles qui attirent plus particulièrement l'attention.

Les *troubles de la motilité intestinale* sont la *cause principale de la constipation*. Quand on veut faire cesser cette constipation par un purgatif, il faut que celui-ci puisse solliciter la contraction de l'intestin. Quatre *actions* interviennent dans *l'effet purgatif* : *l'osmose*, *l'hypersécrétion glandulaire*, la *congestion catarrhale* et *l'exagération des mouvements péristaltiques*. Suivant le purgatif employé, telle ou telle de ces actions est prédominante.

On a signalé depuis longtemps les *variétés nombreuses* que présentent les individus au point de vue de la *fréquence des selles*. Tandis que chez les uns elles sont quotidiennes ou biquotidiennes, chez d'autres elles ne se produisent qu'à jour passé, deux fois par semaine, tous les huit jours; chez quelques hystériques, tous les deux mois (Brière de Boismont), et enfin, parmi les faits les plus extraordinaires, l'observation de Renauldin (cité par Spring, t. I, p. 179) d'un homme qui n'avait que quatre à six évacuations alvines par an. Une foule de circonstances, en dehors de la nourriture, un nombre très grand d'états pathologiques font varier la fréquence des selles. Aussi, Potain fait-il remarquer dans une intéressante leçon clinique, publiée en 1889 (*Semaine médicale*, p. 295), que le *retour plus ou moins tardif des selles* ne peut constituer un élément suffisant de la définition de la *constipation*.

On décrit les selles des sujets atteints d'*insuffisance de la sécrétion intestinale* sous forme de petites boules du volume moyen d'une noisette, ovillées, brunâtres, semblables aux excréments des brebis, faisant entendre un bruit sec, sonore, quand elles tombent dans un vase en terre ou en métal. Ces *scybales*, comme on les appelle, sont quelquefois incrustées de sels calcaires. Quand elles sont formées par un noyau composé d'une substance étrangère, animale, végétale ou minérale, autour de laquelle s'est déposé le produit des sécrétions intestinales, elles constituent des *entérolithes*, sorte de calculs intestinaux avec des couches concentriques, disposition qui fait défaut dans les *coprolithes*.

Malgré cette apparence de sécheresse, malgré l'absence de matière muqueuse au pourtour de ces amas stercoraux, on ne peut pas toujours en inférer que la sécrétion muqueuse ait fait défaut, car elle peut avoir été résorbée dans les dernières portions du tube digestif où elle a séjourné un temps assez long.

Ces matières peuvent se présenter aussi sous forme rubanée, cylindrique, sous forme de plume d'oie.

C'est ce qu'on observe chez les *diabétiques*, dans les *névroses*, la *neurasthénie*, l'*hystérie*, dans la *chorée*, l'*épilepsie*; chez les sujets atteints d'*état cachectique* consécutif à des affections chroniques gastro-intestinales, hépatiques, pulmonaires, cardiaques; chez les *convalescents de maladie infectieuse*, fièvre typhoïde par exemple; chez les *vieillards* et même chez les *enfants*.

Dans *certaines affections du système nerveux*, la paralysie de l'intestin se joint à la suspension des sécrétions, comme dans la méningite, dans les myélites chroniques, les lésions du plexus solaire, pour amener de la constipation.

Dans les *affections chroniques de l'estomac* et de *l'intestin*, par l'effet du *spasme* dans les ulcères de la partie inférieure du gros intestin, sous l'influence des fissures à l'anus, des hémorroïdes enflammées; dans le cancer, l'ulcère de l'estomac, l'insuffisance sécrétoire joue un grand rôle.

On a vu plus haut que les matières rejetées par l'intestin se composent non seulement des débris alimentaires, mais encore de mucus et de débris épithéliaux. Hermann a fait des expériences pour s'assurer de l'importance de ces *débris épithéliaux* et de ce mucus. Il a, sur un chien, isolé un anneau d'anse intestinale et abouché le bout supérieur au bout inférieur en conservant les vaisseaux de l'anse, transformée en anneau complet. Le chien sacrifié au bout de quinze à vingt jours, on a trouvé dans l'anse isolée un magma plus ou moins épais ayant les apparences des *matières fécales*.

Ces expériences, reproduites par Ehrental, Behrenstin et Fritz Voït, ont donné les mêmes résultats.

Fritz Voït a calculé que la sécrétion fournie par l'intestin entier représenterait 86 à 97 % des matières fécales des chiens (voir Mathieu, p. 42 et Landois, p. 331).

Ces expériences, qui ont montré le rôle important joué par le mucus et l'épithélium dans la production des fèces, ont attiré l'attention des thérapeutistes sur

l'action exercée sur l'intestin par certains purgatifs
végétaux : sené, rhubarbe, nerprun, cascara sagrada,
aloès, etc. Ils ont vu que leurs propriétés purgatives
sont dues à des *dérivés quinoniques*, qui sollicitent la
production du *mucus dans l'intestin*. Des dérivés de
ces quinones, les *imines quinoniques* auraient la propriété de s'oxyder sans se décomposer et amèneraient
une abondante sécrétion de mucus qui entraînerait les
matières fécales.

Dans la série des oxyanthraquinones, on a préparé
un diacétate d'anthrapurpurine appelé *purgatine* qui,
d'après les recherches de C.-A. Ewald, E. Stadel-
marmeh, aurait la propriété de faire sécréter du mucus
et d'agir chez les neurasthéniques, névropathes, etc.,
d'autres purgatifs chimiques, comme le purgène, le
purgyl, ont été mis en circulation.

Pour Brissemoret (thèse Paris, 1903 : *Cont. à l'étude
des purgatifs organiques)*, les corps qui possèdent une
des quatre fonctions chimiques suivantes : 1° alcool
polyvalent; 2° acide alpatique; 3° cétone quinonique;
4° imine quinonique, sont purgatifs.

L'indication des purgatifs dans les diverses formes
de constipation n'est pas empirique et doit répondre
à la forme précise de la constipation qui nécessite tantôt l'emploi des mucogènes, tantôt l'emploi des purgatifs qui agissent sur la motilité, etc.

Les *perversions dans le caractère des sécrétions intestinales* se confondent souvent avec l'augmentation
de ces sécrétions. Cependant, il est une affection intestinale, dont il a été précédemment plusieurs fois question, dans laquelle l'abondance des sécrétions ne coïncide pas toujours avec les modifications de leur nature.

Ces selles sont constituées par des *paquets de fausses membranes* sous forme de bandelettes, de lamelles,
de tuyaux, ou bien la matière est plus fluide; elle rappelle le frai de grenouille, ces polypes que la mer

rejette sur le sable; elles sont plus diffluentes : ce sont des mucosités semblables à celles qui sont expulsées par les bronches ou l'estomac. Elles peuvent être teintées de sang, de bile ou bien mélangées, délayées avec une matière pâteuse, brunâtre.

Spasme de l'intestin, sécrétion de mucus, déshydratation de ce mucus sur un terrain névro-arthritique sont considérés aujourd'hui comme les *conditions pathogénitiques* les plus probables de l'*entérite pseudomembraneuse*. (*Voir* thèse de Froussard, Paris, 1900.)

Nothnagel a établi l'origine du mucus qui se trouve dans les selles. Quand ce mucus vient du cæcum ou de l'intestin grêle, il est entièrement mélangé avec les matières; coloré avec de la bile, il indique que le mélange s'est fait sur un point plus élevé de l'intestin grêle. Si le mucus a pris naissance dans le côlon et surtout dans le côlon descendant, l'enrobement des selles moulées par le mucus est très net. Il ne *faut pas prendre* pour du mucus tout ce qui a un *aspect muqueux*. Virchow a démontré que dans la digestion des amylacés, il se produit des masses muciformes qui n'ont rien de muqueux; à peine le microscope décèle-t-il quelques globules de mucus; l'iode colore la masse en bleu, démontrant la présence de l'amidon.

A l'état normal, les matières alimentaires en digestion, après trois heures de séjour dans l'intestin grêle, demeurent douze heures dans le gros intestin, où leur consistance augmente, et elles s'accumulent dans la portion terminale de ce dernier, où elles se moulent. Leur *quantité*, leur *couleur*, leur *consistance*, varient; de 170 grammes, elles peuvent atteindre, avec une alimentation abondante, 500 grammes. Plus abondantes avec un régime végétal qu'avec un régime animal, elles contiennent *des gaz* qui leur permettent de surnager dans l'eau.

XI

Consistance, réaction, odeur, couleur des selles. — Composition des
matières fécales. — Variétés des diverses espèces de selles : selles
séreuses, selles riziformes. — Selles séreuses spontanées dans les néphrites, affections cardiaques. — Guérison après des selles séreuses
abondantes. — Selles dans le choléra, l'entérite cholériforme. — Selles
séreuses de la goutte. — Evacuations bilieuses. — Polycholies, pneumonies, pleurésies bilieuses. — L'hépatirrhée chez les bilieux. — Polycholie des pays chauds. — Les cholagogues, médicaments éliminés
par la bile.

Leur *consistance* dépend de la quantité d'eau qu'elles
contiennent. L'*énergie des mouvements* péristaltiques
augmente leur liquéfaction, de même que la paralysie
des *vaisseaux sanguins* et des *lymphatiques* après la
section des nerfs (Landois, p. 331).

Leur réaction est neutre ou alcaline.

L'odeur habituelle est due à des produits non isolés
et au scatol, à l'indol, à l'hydrogène sulfuré, mais elle
peut varier avec le régime : odeur butyrique des selles
lactées, sulfhydriques après l'usage de végétaux contenant du soufre, ou cadavérique quand des lambeaux
de muqueuse sphacélée sont expulsés (ulcérations intestinales, tuberculose, cancer, dysenterie) ou même
après l'ingestion de viandes faisandées, après une fermentation putride.

La *couleur* dépend de la quantité de pigments biliaires; elle varie du jaune clair au brun foncé. Mais
si les aliments renferment beaucoup de sang, elles
prennent une teinte brun foncé; verte avec les végétaux; *noirâtre*, *vert olive* avec le fer; *noire* avec les
substances minérales, qui forment avec l'acide sulf-

hydrique des sulfures noirs; *jaune blanchâtre* dans le régime lacté.

Elles renferment :

1° Des résidus réfractaires à la digestion des substances alimentaires : poils, tissus cornés, cellulose, etc.

2° Des aliments digestibles indigérés : fibres musculaires, cartilages, tendons, tissu adipeux, débris végétaux : pommes de terre, carotte, salade, etc.

3° Les produits de la décomposition des sels biliaires. La réaction de Gmelin peut cependant être obtenue dans les selles de coloration verte (signe de contractions péristaltiques pathologiques (Nothnagel). Dans le méconium, on trouve de la bilirubrine, de la biliverdine, de l'acide glycocholique et taurocholique (Zweifel, Hoppe Seyler).

4° Des cellules épithéliales cylindriques abondantes, du mucus, de la nucléine.

5° Après un régime lacté ou gras, des acides gras combinés avec la chaux, des savons calcaires, des masses de caséine et de graisse, des combinaisons de l'ammoniaque avec les produits de la putréfaction.

6° Composés inorganiques solubles : sel marin, chlorures alcalins, combinaisons de l'acide phosphorique et combinaisons de l'acide sulfurique.

Des insolubles : phosphates ammoniaco-magnésiens, phosphates neutres de chaux, sels calcaires colorés en jaune, carbonates de chaux, phosphate de magnésie. Quelquefois des concrétions formées par des cristaux de phosphate ammoniaco-magnésie, des schyzomycètes, des levures, etc.

Il est fâcheux qu'on se borne le plus souvent à un examen superficiel des selles et que leur composition chimique ne soit pas plus souvent recherchée.

L'état normal qui vient d'être indiqué peut être troublé par l'excès des substances contenues habituelle-

ment dans les selles, c'est ainsi qu'elles peuvent devenir *muqueuses, séreuses, bilieuses, graisseuses, hémorragiques, purulentes et lientériques (lubricitas intesti-
norum).*

Il a été question plus haut des *selles muqueuses.*
Quant aux *selles séreuses,* elles sont remarquables par
leur *fluidité,* leur *pauvreté* en éléments solides, qui ne
s'élèvent guère à plus de 1 à 2 pour 100 (chlorure de
sodium, phosphate de soude, ammoniaque, traces d'albumine), et à l'absence de matière colorante. Elles ont
l'aspect des sérosités épanchées, une teinte grisâtre,
quelquefois blanchâtres, avec des flocons blanchâtres,
qui leur donnent une vague ressemblance avec une
décoction de riz, d'où la dénomination de *selles riziformes.* L'odeur en est fade, quelquefois spermatique.

On provoque artificiellement ces évacuations séreuses par l'emploi des sels neutres : sulfates, phosphates,
citrates, tartrates de magnésie, de soude. (Voir Moreau,
Mem. de Physiol., 1844 à 1859. Vulpian, *Vaso-moteur.)*
Les hydragogues: jalap, scammonée, gomme gutte, etc.,
produisent des évacuations séreuses, mais chargées
d'exsudats muqueux et de bile.

Les *évacuations séreuses abondantes* s'observent
quelquefois spontanément dans les *néphrites chroniques,* à gros *rein blanc, avec ascite,* anasarque, dans
les *affections cardiaques* en rupture de compensation
avec rein cardiaque, dans les *anasarques* consécutifs
aux infections, aux intoxications.

Quelquefois une évacuation spontanée a heureuse-
ment obvié à l'insuffisance rénale et hépatique et per-
mis le relèvement de la tension cardiaque.

On trouve dans la science de nombreuses observations sur la guérison spontanée des ascites par des
évacuations intestinales. (Un malade fut guéri après

avoir évacué dix-huit pintes d'un liquide limpide. *Comp. Fleury*, t. I, p. 350; Mondieu, Sur la guérison spontanée de l'ascite, journal *l'Expérience*, t. VII; Graves, *Journal hebd.*, t. I, 1835.)

D'ailleurs, ces flux de liquide séreux sont connus depuis longtemps. Grisolle rapporte (*Path. int.*, t. II, p. 833) que Morgagni, voyageant en poste pour aller voir le cardinal Annibal Alban, fut pris d'une diarrhée séreuse et rendit 16 livres en douze heures. Nous trouvons, en effet, dans Morgagni, *ut intra horas duodecim egisserim libras, minimum sexdecim aquæ propemorum limpidæ.* (Voir Morgagni, *De sedib.*, t. II, Ep. XXI, p. 119; Ebroduni, *in Helvetia*, MD. CC LXXIX.)

Il rapporte, en outre, les observations de Marcellus Donatus et de Poterius qui avait vu une femme qui avait rendu plus de 40 livres de matière séreuse (la livre-poids du roi usitée à cette époque valait 489 grammes environ).

Un des anciens maîtres de Grisolle, Caillard, médecin de l'Hôtel-Dieu, était sujet à des accidents de cette espèce à diverses reprises et pendant plusieurs mois consécutifs. Le grand Haller perdait souvent sous l'influence des premiers froids 1,200 grammes de liquide aqueux (Grisolle).

La *thérapeutique* n'a pas manqué d'imiter ces procédés naturels en utilisant les évacuants qui produisent des merveilles quand ils sont *utilisés avec opportunité:* Grasset (art. ASCITE, *Dict. Encycl.)* rappelle à ce propos la fine observation de Perylhe : *Felix ille pulvis qui venit in tempore criseos!*

Dans le *choléra*, les évacuations sont tantôt composées de matières liées (féculentes), tantôt alimentaires et bilieuses; dans d'autres circonstances, dans le choléra qu'on a appelé séreux (Jaccoud), les selles sont composées d'un liquide aqueux, sans odeur, presque sans couleur, dans lequel nagent des flocons blanchâtres comparables à des grains de riz; ces flocons sont formés d'amas épithéliaux, de jeunes cellules et de détritus amorphes. Ce liquide contient une petite quantité de sels. Ces évacuations répétées et rapides, auxquelles se joignent des vomissements de même nature, ne vont pas tarder à causer le refroidissement, l'asphyxie par la difficulté dans la circulation périphérique capillaire.

Ce sont les mêmes évacuations qui se produisent dans l'*entérite cholériforme* de l'adulte et dans le *choléra infantile*. Le premier dû surtout au coli-bacille. Le choléra infantile débute par une diarrhée verte, puis les selles deviennent séreuses, sans grains riziformes. Au point de vue clinique, la ressemblance est très grande, sauf que dans le choléra asiatique la marche est plus foudroyante.

Dans d'autres circonstances encore on voit se produire des selles séreuses; dans la *goutte*, certaines formes de manifestations intestinales sont accompagnées de selles séreuses abondantes.

La *bile* fait partie de la *plupart des évacuations intestinales;* elle peut même les composer *exclusivement;* c'est ce qu'on observe dès le début de la fièvre typhoïde avec les selles ayant l'aspect de *purée de pois vert,* dans quelques fièvres intermittentes et rémittentes des pays chauds (la rémittente bilieuse simple, la rémittente bilieuse endémique contagieuse ou fièvre jaune). Ce ne sont pas seulement des vomissements bilieux, mais des selles bilieuses abondantes qui accompagnent l'ictère qui se montre chez ces malades. Ils sont atteints d'une véritable *polycholie* qui produit souvent une infection directe du sang ou une infection d'origine intestinale. (Voir Monneret, *Compendium,* 1836, t. I, p. 570.)

Dans les pneumonies, érysipèles ou dysenteries dites

bilieuses, on a souvent observé avec l'ictère les vomissements bilieux, des selles bilieuses abondantes.

Les pleurésies, les péripneumonies bilieuses se sont montrées quelquefois d'une façon épidémique. Stoll (*Méd. pratique*, trad. A. Mahon, an IX) a donné la description de ces affections, qu'il observa d'une façon épidémique au mois de mars 1776 : « Outre la fièvre, les douleurs thoraciques, les malades avaient une douleur gravative de la région du cardia et au-dessous qui augmentait au toucher. Les rapports étaient amers, le ventre resserré, ou bien les selles très liquides et bilieuses. » La suite du tableau montre qu'il s'agissait dans ces cas de catarrhe gastro-intestinal concomitant aux affections thoraciques ou à de simples douleurs pleurodyniques; l'auscultation n'étant pas encore découverte, les signes des affections pulmonaires étaient très incertains. Il n'est pas douteux cependant que les épidémies de pneumonies bilieuses observées par Bianchi et Stoll sont bien authentiques, au moins quelques cas.

Depuis, on a observé de véritables pneumonies bilieuses (Grisolle, *Traité de la pneumonie*, 1841, p. 398), mais plutôt sporadiques qu'épidémiques.

Ces *pneumonies* ne peuvent pas être *confondues* avec celles qui *s'accompagnent d'ictère* ou de périhépatite ou d'hépatite diffuse.

« Si l'on en excepte la fièvre jaune et les affections » des voies biliaires, il n'est aucune maladie qui s'ac» compagne plus souvent d'ictère que la pneumonie. » Cette complication s'observe dans un treizième des » cas environ. » (Grisolle, *Path. int.*, t. I, p. 403, 7e éd.)

Dans la plupart des maladies infectieuses, comme l'a signalé Roger (*Traité des maladies infectieuses*, t. II, Paris, Masson, 1903, p. 1055 et sq.), le foie est atteint; aussi voit-on survenir quelquefois des phénomènes de polycholie se traduisant par des vomissements bilieux ou des évacuations bilieuses.

Un certain nombre de Traités sur la pathologie des voies biliaires signalent des cas de *polycholie* qu'on a décrits sous le nom d'*hépatirrhée*. La plupart des praticiens ont également constaté ces cas bizarres de sécrétion exagérée de bile à certaines périodes de l'année chez des sujets dits *bilieux* : le teint jaune, l'humeur chagrine, la bouche amère et nauséeuse, l'estomac douloureux, le dégoût des aliments, l'inaptitude au travail, la tête lourde, tels sont les principaux traits qu'on leur donne. Tous ces phénomènes disparaissent après l'évacuation d'une abondante quantité de bile survenue spontanément ou provoquée par des évacuants. Ces personnes sont-elles sujettes de par l'hérédité à ces accidents d'hépatirrhée? M. Lereboullet et M. Gilbert considèrent ces flux bilieux soit irréguliers, soit périodiques, comme des symptômes de la cholémie familiale, dont ils ont fait une classe pathologique (Soc. méd. des hôp., juillet 1902). Glénard les regarde comme des sujets atteints d'hépatisme (*Revue générale de la nutrition*, 1903, nᵒˢ 4 et 6). Quoi qu'il en soit, on ne peut négliger cette donnée clinique et on doit chez ces sujets recourir à la diététique et au traitement qui convient aux personnes atteintes d'affections hépatiques.

Cet *état de polycholie* et l'obligation de recourir aux évacuants est *fréquente* dans les *pays chauds* où le foie est soumis à des infections d'origine sanguine ou intestinale et fonctionne à l'égal des poumons dans les pays froids. Existe-t-il des agents qui ont la propriété d'exciter cette sécrétion biliaire? On admettait autrefois des purgatifs cholagogues; aujourd'hui cette distinction n'est plus faite. A moins qu'on ne désigne sous ce nom les purgatifs scammonée, rhubarbe, podophyllin, cascara sagrada qui amènent plus souvent la bile dans les selles que le sulfate de magnésie, la gomme gutte, le calomel, et c'est tout ce qu'on peut affirmer. Souvent la coloration verdâtre des selles, comme après l'usage du calomel, ou les urines rouge orangé de la rhubarbe ont fait admettre sans raison l'action cholagogue de ces agents.

Cependant, il n'est pas douteux qu'un certain nombre de substances s'éliminent par la bile, et, de ce fait, excite dans une certaine mesure cette sécrétion. Tout d'abord, citons les substances albuminoïdes, qui ont pour effet d'activer l'arrivée de la bile dans l'intestin mieux que les végétaux; un grand nombre de métaux : fer, cuivre, plomb, manganèse, antimoine, étain, argent, zinc, mercure (par le calomel) s'éliminent par la bile; les matières colorantes : fuchsine, rouge d'aniline, indigo, carmin, matière colorante de la rhubarbe chlorophyle, l'iodure de potassium, six à huit heures après son administration; le salicylate de soude demi-heure après. On verra plus loin, quand il sera question de la diarrhée, la part importante prise par la bile dans la composition des selles, des inflammations intestinales. Il sera alors question de la diarrhée verte des enfants, dont la couleur est due, dans certains cas, à un bacille spécial, lequel, dans la gastro-entérite catarrhale subaiguë ou chronique, prend une couleur gris verdâtre produite par des flocons muqueux mélangés à de la matière colorante verte de la bilirubine. On y trouve encore de la cholestérine, des acides gras, des phosphates ammoniaco-magnésiens, des cristaux de Charcot-Neumann.

Les selles bilieuses peuvent avoir une teinte rouge quand elles sont mêlées à du sang, après l'usage de la rhubarbe et quelquefois sans qu'on en sache le motif. La bile peut être également bleue, vert clair (voir Letrenne, *Bile pathologique*, thèse Paris, 1891).

XII

Les *selles hématiques*, composées de sang, se présentent sous divers aspects.

Tantôt le sang versé en petite quantité par l'estomac
ou l'intestin n'arrive pas à l'orifice anal et ne peut être
décelé que par un examen histologique des matières ou
les réactifs de l'hémine; tantôt versé en grande quantité, il est retenu dans l'intestin, mais la pâleur du
visage, les frissons, le refroidissement des extrémités,
la petitesse du pouls, la syncope dénoncent l'hémorragie, qui quelques heures après est rejetée au dehors.

Cette *entérorragie*, ce *mélæna* peuvent suivre l'expulsion des fèces; apparaître rutilant, abondant, ac-
compagné de caillots. S'il est expulsé tardivement,
il se montre comme une poix épaisse ou comme une
solution de marc de café.

Dans les grandes hémorragies par ouverture d'un
anévrysme, ulcération d'un vaisseau important, hémorragie capillaire très étendue, comme nous l'avons ob-
servée dans un cas de *rétrécissement mitral*, la mort
peut être instantanée.

La *quantité de sang évacuée peut s'élever* à 4 ou
5 kilos. (Grisolle, *Path. int.*, t. II); elle peut s'arrêter
dans l'intestin et y former une énorme masse, qui n'est
expulsée que plus tard. Dans un cas cité par Hutchin-
son, le malade présenta pendant trente-trois jours des
symptômes d'occlusion, rendit le caillot, qui simulait
une anse intestinale invaginée, et guérit (Brouardel et
Gilbert, *Traité de méd. et de thérap.*, t. IV, p. 646).

On peut ranger sous les chefs suivants les *causes des
entérorragies*.

Lésions des tuniques intestinales et des vaisseaux
par des ulcérations intestinales produites par des agents
toxiques ou des agents bactériens ou des parasites intestinaux.

Dans le premier groupe se rangent les ulcérations
produites par l'arsenic, le phosphore et le mercure. Les
caustiques acides ou alcalins ont la plupart du temps
épuisé leur action quand ils sont arrivés dans l'intestin. Les purgatifs drastiques, en tête desquels il faut
placer la coloquinte, la gomme gutte, l'huile de croton;
on a également accusé l'aloès de ce méfait, parce qu'il
détermine la congestion du système veineux intra-abdo-
minal. On peut aussi constater des selles sanglantes et des lésions intestinales après l'usage de pilules
dites hydragogues dans lesquelles sont mélangés des
irritants énergiques de l'intestin, comme la résine de
scammonée, de jalap, le turbith végétal et la gomme
gutte.

Les *ulcérations*, les *eschares de l'intestin* d'origine
infectieuse sont très fréquentes; elles peuvent s'observer
dans toutes les infections, soit celles qui sont dues à des
bacilles déterminés, soit celles dont l'agent bacillaire est
inconnu. Au premier groupe appartiennent les *hémorragies de la fièvre typhoïde*, de la *grippe*, de la *fièvre
récurrente*, du *choléra*, de la *tuberculose*, de la *dysen-*

terie, du *charbon*, de l'*actinomycose*, de la *coli-bacillose*, de la *maladie pyocyanique*, de la *septicémie*, de l'*érysipèle*, le *pneumocoque*, dans un cas cité par Rathery, *Ulcérations pneumococciques* (Soc. méd. des hôp., juillet 1901). Dans l'autre groupe, celle de la rougeole, de la variole, de la scarlatine, de la syphilis, endocardites ulcéreuses, néoplasmes malins ou bénins, myomes, angiomes, polypes, cancer, sarcome, fibrome. On a attribué ces hémorragies aux *embolies microbiennes*. Sans doute, c'est la cause principale, mais dans ces maladies il faut compter aussi avec l'état des parois des capillaires et du système nerveux.

Dans les *hémorragies par mortification* de la muqueuse comme dans les brûlures, l'urémie, il se produit des ulcérations dues à des embolies ou à des thromboses septiques. Ce *même mécanisme* peut être invoqué dans l'*étranglement interne*, l'*invagination*, les *compressions de l'intestin*, des artères des vaisseaux qui en dépendent par des corps étrangers, des matières fécales durcies, etc.

On incrimine, dans tous ces cas, la suppression de la circulation par des thromboses, qui livrent les tissus aux toxines microbiennes, qui en amènent la destruction.

Les *hémorragies* peuvent être dues à des troubles de la *circulation de retour*, tenant soit à des lésions du cœur, rétrécissement mitral, où, dans les autres affections cardiaques, survient l'asystolie; dans les *affections du cœur droit consécutives aux lésions chroniques des poumons*. On a rangé dans ce groupe les *hémorragies de la cirrhose*, quoiqu'elles ne soient pas uniquement le fait des modifications de pression dans le système porte, mais encore de l'altération des vaisseaux consécutive à la suppression des fonctions hépatiques.

Les *hémorragies signalées* plusieurs jours après une *opération d'appendicite* (Soc. chir., avril 1901, Walch du Havre, Ricard)sont dues sans doute à la congestion passive et à l'altération des vaisseaux.

Dans d'autres circonstances, c'est l'arrosion des vaisseaux attribuée à l'abcès appendiculaire qui est cause de l'hémorragie (*Hémorragie par arrosion dans le cours de la pérityphlite*, par M. E. Ehrich, *Sem. méd.*, p. 214, 1901).

Dans les *opérations abdominales* où l'épiploon avait été ligaturé, Eiselberg (de Kœnisberg) a vu survenir des *hémorragies post-opératoires*, qu'il attribue à des troubles circulatoires causés par le *transport rétrograde d'un thrombus* dans les artères mésentériques (XVIIIe Congrès de chir. allemande, 1899).

On a observé dans la *fièvre typhoïde* des *hémorragies en nappe* que Brignol attribuait à la compression des troncs veineux par des ganglions mésentériques tuméfiés; Marotti a cité des observations non assimilables cependant, au point de vue pathogénique, aux cas de Trousseau, où la fièvre putride hémorragique amena la perte de sang par altération du sang et des vaisseaux, mais dans lesquels l'hémorragie doit être mise sur le compte de la congestion passive du côlon à la période d'acmé du processus typhique (*Gaz. degli Osp.*, juin 1899; anal. *Sem. méd.*, p. 240, 1899).

Dans la *maladie de Bright*, Souques (Soc. méd. des hôp., 1901) a rapporté l'observation d'une hémorragie intestinale mortelle sans traces d'ulcérations ni d'exulcérations. Il rappelle qu'il y a dans la maladie de Bright deux formes d'entérorragie : la *dysenterie brightique* et l'*hémorragie* due tantôt à une ulcération, tantôt à l'élimination de substances toxiques par l'intestin. Dans le fait qu'il a observé, M. Souques fait intervenir l'hypertension vasculaire, l'altération des parois capillaires et une adultération du sang. Ces explications sont applicables à beaucoup d'hémorragies.

Herford (Soc. méd. int. de Berlin, 1900) a cité deux cas d'hémorragie gastro-intestinale mortelle, après des *coups de chaleur* à marche lente qu'il attribue à des lésions. du système nerveux central. Est-ce à une congestion passive qu'il faut attribuer les *hémorragies intestinales du tabes* observées par Strauss, celles de la maladie de Basedow?

Le *mélæna des nouveau-nés* est-il dû à une congestion passive? On a accusé la rétention du méconium, les désordres respiratoires par prolongation du travail, l'hémophilie, la ligature tardive du cordon, etc., tant de causes montrent l'ignorance de la véritable cause de cette hémorragie.

Certaines *hémorragies*, d'un autre côté, semblent bien se produire sous l'influence de *congestion active* : les *fluxions hémorroïdaires;* on sait que la théorie qui assimile chez certains sujets la procidence des hémorroïdes, la perte de sang rectale à la périodicité de la menstruation a été fortement battue en brèche et qu'on a voulu la remplacer par la théorie de la stase mécanique, qui attribue la fluxion à la compression par le bol fécal, aux causes d'excitation auxquelles est soumis le rectum : abus de coït, boissons alcooliques, excès de table, abus des purgatifs, se produisant le plus souvent chez des goutteux et des arthritiques. Sans doute, la plupart des observations de fluxion hémorroïdaire appartiennent à cette catégorie, mais dans quelques faits on ne saurait nier l'apparition périodique du sang chez des hommes qui n'ont fait aucun excès et qui à point nommé, sans cause appréciable, sont repris de ces hémorragies; c'est l'opinion soutenue par M. Duplay. (*Traité élém. path. ext.*, t. VI, 1883, p. 452.)

L'*hémorragie menstruelle* peut être supprimée et se

faire par l'intestin. Dans la statistique de Puech, sur 200 cas, l'hémorragie menstruelle par l'intestin et par les hémorroïdes figure 10 fois.

Enfin, dans un dernier groupe, où on peut admettre toutes les selles *hémorragiques* provoquées par des *altérations du sang et des vaisseaux*, figurent l'*hémophilie*, le *scorbut*, la *leucocythémie*, les *cachexies*, l'*ictère grave* et les *infections* signalées déjà : *variole, rougeole, scarlatine, syphilis, typhus pétéchial*, etc., qui, en dehors des hémorragies dues à des ulcérations, produisent dans l'intestin des hémorragies en nappe.

Parmi les parasites, le *botriocephalus latus*, le *tænia solium*, le *tænia mediocanellata*, sont loin d'être aussi fréquemment la cause d'hémorragie que l'*ankylostome duodénal et l'anguillule stercorale intestinale*. Ces derniers parasites, qu'on trouve dans l'Italie septentrionale, en Egypte, dans quelques contrées tropicales, chez les ouvriers du tunnel de Saint-Gothard, dans les tuileries de Liège, de Cologne, de Bonn, d'Aix-la-Chapelle, sont la cause de ces anémies progressives pernicieuses qui causent la mort de tant d'ouvriers mineurs.

Les *selles* peuvent être *constituées par du pus*. Il est très rare qu'on observe des évacuations de ce genre, à moins que le liquide ne provienne d'abcès du voisinage : périty phlite, périappendiculaire, abcès par congestion, abcès de la fosse ischio-rectale ouvert dans l'intestin.

On les a décrites dans les ulcérations de l'*entéropathie secondaire ou tertiaire* des syphilitiques, même en dehors de la rectite suppurative, dans la *dysenterie surtout*. Au voisinage des ulcérations, le tissu cellulaire est le siège d'un véritable phlegmon. Il a doublé ou triplé d'épaisseur, et au-dessous des glandes sa surface est transformée en un lac de pus qui isole la couche glanduleuse et rend sa destruction inévitable (Cornil et

Ranvier, *Hist. pathologique).* Ces dysentériques rendent quelquefois des selles qui ont l'aspect de la graisse : elles sont composées de mucus, de débris épithéliaux et de pus.

Dans les *ulcérations tuberculeuses,* les selles, d'abord demi-solides, mélangées de lambeaux grisâtres ou brunâtres, prennent une coloration grisâtre quand elles sont formées de cellules granulo-graisseuses et de globules de pus.

Dans le *cancer,* les malades rendent quelquefois des selles purulentes.

XIII

Selles graisseuses ; leur aspect. — Action de la bile du suc pancréatique. L'action purgative. — La diarrhée ; diverses espèces. Action des agents physiques, agents chimiques, agents infectieux. — La diphtérie, la septicémie, les saprophytes devenant infectieux. Bacilles favorisants. Association bacillaire ; difficultés d'interprétation. — Intoxications végétales ou animales ; viandes corrompues. — Diarrhée goutteuse, brightique, urémique. — L'alcool ; son rôle dans la diarrhée des égoutiers, des équarrisseurs, et diarrhée par altération des végétaux.

Les *selles graisseuses* ont été quelquefois confondues avec les selles purulentes. Le secours du microscope est nécessaire dans certaines circonstances ; dans d'autres, la teinte jaunâtre, les globules graisseux qui surnagent imposent le diagnostic.

La *graisse* se montre dans les selles soit à l'état de *masse jaunâtre demi-molle* ou *liquide* sous forme de grosses taches huileuses. Chez les personnes qui prennent de grandes quantités de lait de vache et qui ne peuvent transformer tout le beurre qu'il contient, c'est sous la forme de ces masses molles jaunâtres qu'il se montre ; elles sont plus liquides chez ceux qui ne tolèrent pas le lait ou qui, atteints d'affections chroniques de l'intestin avec dégénérescence amyloïde, ne lui font subir qu'une incomplète élaboration. On a l'habitude de considérer l'absence de résorption des graisses comme un signe de l'*interruption de la sécrétion biliaire*. Il n'est pas douteux que ce liquide émulsionne les graisses. Après détournement de la bile hors du tube digestif, la quantité de graisse absorbée n'atteignait plus que 20 p. 100 de la quantité ingérée (Lenz, Bidder et Schmid). Cependant Hédon et Ville ont trouvé 69 p. 100; action due surtout au pancréas.

La bile étant détournée, le pancréas enlevé, la résorption n'est plus que de 10 p. 100 pour les graisses non émulsionnées et 22 p. 100 pour les graisses émulsionnées. (Voir Gilbert et Carnot, *Fonctions hépatiques*, p. 220-221.)

On a vu aux considérations physiologiques, le rôle joué par le suc intestinal dans l'émulsion des graisses.

Il en résulte que l'absence de la sécrétion biliaire se montre bien par la non-résorption des graisses : *selles mastic* de l'ictère par oblitération, de même que les *affections pancréatiques* laissent passer les graisses dans les selles. Il faut une suppression très prononcée du suc pancréatique pour que cette *stéarrhée* acquière une importance diagnostique. Dans ces cas, on devrait faire, d'après le conseil de Muller (*Path. Bouchard*, t. III, p. 402), une analyse quantitative des selles. On trouverait, quand la sécrétion pancréatique est supprimée, 38,9 p. 100 de graisses à l'état de savon au lieu de 84,3 p. 100 de l'état normal. L'analyse quantitative aurait seule une valeur sérieuse. Quand les selles se répètent avec *fréquence* et qu'elles sont *plus liquides* qu'à l'état normal, on dit qu'il y a *diarrhée*, c'est-à-dire hypersécrétion intestinale et augmentation de péristaltisme.

Les recherches expérimentales qui ont été entreprises à l'aide de diverses substances purgatives ont démontré que l'hypersécrétion intestinale n'était pas un simple phénomène d'exosmose, comme l'avait cru Poisenille pour expliquer l'action purgative des sels neutres, mais une *véritable excitation portée sur la muqueuse* par l'agent purgatif, comme l'ont démontré Moreau et Vulpian.

Même si le purgatif est introduit dans le sang, comme l'aloïdine, la magnésie, il s'élimine par la muqueuse intestinale et les effets sécrétoires se font sentir; l'exosmose n'est donc pas ici en jeu.

Un autre élément qui joue un rôle important dans la diarrhée, c'est l'*augmentation du péristaltisme* dont Radzvejenski a démontré l'importance. Dans une expérience, il établit une fistule à l'extrémité de l'iléon, il introduit des feuilles de séné dans l'intestin et il les voit sortir plus rapidement qu'à l'état normal.

Ces mouvements péristaltiques se propagent de proche en proche de l'intestin grêle excité au gros intestin, de telle façon que les matières sont chassées au dehors avant d'avoir pu séjourner dans le gros intestin, où elles prennent de la consistance et se moulent quand les fonctions sont normales.

Il est impossible d'aborder ici toutes les questions que soulève un pareil sujet qui est aussi vaste que complexe. On insistera surtout sur la pathogénie. D'ailleurs, précédemment, dans la séméiologie des selles, plusieurs points qui rentrent dans la question de la diarrhée ont été déjà indiqués.

La *fréquence* et la *consistance* des selles dans la *diarrhée* sont variables; elles sont tantôt crémeuses et jaunâtres, ou noirâtres, ou verdâtres, tantôt très liquides, avec des teintes semblables, comme il a été dit suivant les personnes et suivant l'âge.

On range sous les chefs suivants les différentes causes de diarrhée :

1° Causes physiques;

2° Causes chimiques;

3° Causes infectieuses, toxiques, parasitaires;

4° Causes névropathiques.

M. Mathieu *(loc. cit.*, p. 169) range les causes dans les quatre grandes catégories suivantes :

1° Agents physiques;

2° Agents toxiques;

3° Agents infectieux, parasitaires;

4° Modalité personnelle de la réaction vitale.

En somme, tous ces agents déterminent un travail irritatif à la surface de l'épithélium qui se desquame et met à nu les filets nerveux, actionne le réflexe : acte sécrétoire consécutif et muqueuse sans défense contre les microbes qui ont pénétré avec le corps étranger, ou microbes saprophytes dont la virulence a été exaltée.

Tantôt les *agents physiques* exercent un traumatisme sur l'intestin, comme les *corps étrangers* les plus divers introduits dans l'intestin : pierre, métaux : fer, cuivre, mercure; os, ivoire, bois, débris de cellulose, noyaux, graines, calculs, etc., qui s'arrêtent dans les replis intestinaux, qui sollicitent la sécrétion, le péristaltisme. Un certain nombre de ces agents ont été utilisés pour vaincre la constipation.

Tantôt c'est un *liquide* dont la température est plus basse ou plus élevée que celle de l'intestin. Ce refroidissement peut aussi partir de la périphérie du corps, exciter des mouvements fluxionnaires propices au développement de l'hypersécrétion et créer un milieu favorable aux cultures bacillaires.

L'*action des agents chimiques* se rapproche de celle que nous venons d'indiquer : desquamation épithéliale, excitation réflexe. La plupart de ces substances produi-

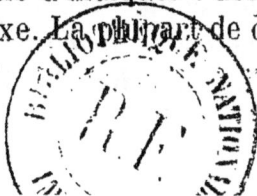

sent cette action qu'elles soient introduites directement dans l'intestin ou qu'elles soient injectées dans le sang; leur élimination par la muqueuse intestinale en est sans doute la cause. Tous les sels de soude, de potasse et de magnésie jouissent à des degrés divers de cette propriété. On a vu plus haut quel agent chimique (les fonctions purgatives des quinones) explique l'action des *purgatifs organiques*.

Les caustiques : *phosphore, acides sulfurique, nitrique, chlorhydrique*, etc., voire même le *chyme hyperchlorhydrique;* des caustiques organiques comme l'*agaricine,* la *rue,* etc., irritent la surface épithéliale. L'agaricine va jusqu'à abraser cette surface épithéliale et l'extrémité des tubes glandulaires, d'où les violentes douleurs et les évacuations muco-sanguinolentes déterminent les *champignons vénéneux.*

Agents infectieux. — On a vu plus haut l'action des substances chimiques toxiques qui s'exercent aussi bien mis en contact avec la surface intestinale qu'introduite dans le sang. On a depuis longtemps établi les relations qui existent entre le mode d'action des substances infectieuses et des substances toxiques.

Tantôt, en effet, c'est sur place, dans l'intestin, que se fabrique l'infection qui va se généraliser comme avec le bacille d'Eberth ou le colibacille; tantôt, au contraire, c'est après avoir introduit dans le sang leurs toxines que la *diphtérie* ou la *septicémie* fait sentir son action sur l'intestin.

On sait quelle variété considérable présente la flore intestinale; on en a donné plus haut une brève énumération; la plupart de ces bacilles seraient des saprophytes. Selu, le *colibacille* serait l'agent à tout faire, depuis l'entérite catarrhale jusqu'au choléra nostras (Galliard). Avec le *streptocoque,* avec le *bacille pyocyanique* et le *bacterium lactis aerogenes,* il suffit à créer toutes les formes de l'infection intestinale.

Pour les formes spéciales, comme la fièvre typhoïde, l'entérite catarrhale tuberculeuse, le choléra, on a le *bacille d'Eberth*, le *bacille de Koch* et le *bacille virgule* qui produisent les troubles intestinaux caractéristiques de ces infections.

Il faut encore signaler, comme spécial, le *bacille de la diarrhée verte* isolé par Lesage.

C'est le streptocoque associé avec le bacille propre à ces maladies qui provoque les *entérites, de la grippe, de la rougeole, de la variole, du typhus récurrent, de la fièvre jaune, de la pneumonie.*

L'association strepto-colibacillaire est de beaucoup la plus fréquente, surtout chez les jeunes enfants; cependant, le colibacille peut se rencontrer avec le proteus, avec le pyocyanique et même avec d'autres *bacilles favorisants.*

Cette question de l'association bacillaire n'est pas aussi simple à démontrer qu'elle le paraît : « On peut trouver, en effet, des associations très virulentes avec des microbes isolés de selles normales, des associations inactives avec des microbes isolés de selles pathologiques. » Pour en juger, il faut recourir à l'expérimentation, aux ensemencements; il n'est pas, en outre, toujours facile de rencontrer dans les selles les microbes qui se trouvent dans les parties supérieures de l'intestin grêle. En résumé, bien des points restent obscurs en raison même des types variés du colibacille et du streptocoque. (Voir Revue sur la pathogénie des infections gastro-intestinales des jeunes enfants, par P. Nobécourt, *Sem. méd.*, p. 169, 1899.)

Les *intoxications* produites par des *poisons d'origine animale et même végétale* sont fréquentes et déterminent des symptômes locaux et généraux dont l'intensité ne le *cède pas à celle des infections microbiennes.* Les *poissons*, les *crustacés*, les *mollusques*, les *homards conservés*, les viandes qui ont subi un *commencement d'altération (viandes faisandées)*, les préparations de charcuterie dont les accidents ont été décrits sous le nom de *botulisme* ont été fréquemment suivis de mort. Ce botulisme peut être produit par une alimentation végétarienne : fèves dans un vase de fer-blanc où elles avaient été en contact avec des viandes infectées par le bacille de van Ermenghem (B. Eykman neder Tidjsch; anal. *Tribune méd.*, nov. 1904). Il faut également noter l'*alcool* et les poisons fabriqués par l'organisme et qui ont provoqué des auto-intoxications. En dehors de ceux qui ont été déjà cités, rappelons les formes de la *diarrhée goutteuse, brightique, urémique;* l'action des acides lactique, butyrique, valérianique, propionique, oxalique, la peptotoxine de Brieger, des substances signalées par Bouchard, qui déterminent des flux diarrhéiques.

On a rangé dans ce groupe les entérites des *égoutiers*, des *vidangeurs*, des *équarrisseurs*, mais une réserve doit être faite à ce sujet en raison des abus alcooliques auxquels se livrent la plupart des gens qui exercent ces professions, abus qui ont une large part dans les effets des émanations.

Les *altérations subies par les végétaux* sont également de nature à provoquer des accidents intestinaux graves, par exemple, l'usage de la citrouille, du melon, de la tomate atteints de cryptogames. A cette liste déjà longue, on peut ajouter les *fromages non cuits,* en fermentation ammoniacale.

XIV

Des vers nombreux habitent l'intestin. Enumération des vers. Action des vers. Helminthiase. Les oxyures. La diarrhée vermineuse. L'ankylostome duodénal, anémie qu'il provoque. Propagation de la maladie par les œufs. Symptômes de l'anémie due à ce ver. — Action de l'anguillule stercorale du trichomonos, du cercomonos dans la diarrhée, dans la dysenterie. — L'*amæba coli ;* travaux de Karbiles. — Le *balantidium,* microbe pathogène de la dysenterie épidémique de Widal et Chantemesse. — Causes adjuvantes et favorisantes des microbes de la dysenterie. — Dysenterie et entérite chronique des pays chauds. — Forme de la dysenterie. — La lientérie. — L'athrepsie. — Recherches histologiques chimiques des selles.

L'intestin est l'*habitat fréquent de vers :* les uns appartiennent à l'ordre des cestoïdes : les tænias et les botriocéphales ; les autres à l'ordre des nématoïdes : les ascarides, les oxyures, les trichocéphales, les ankylostomes ou uncinaires et les anguillules ; enfin, on peut y rencontrer des protozoaires ; un rhizopode, l'amæba coli ; des infusoires ; le cercomonas intestinalis, le trichomonas intestinalis et le balantidium coli.

On a pu y trouver très exceptionnellement, entraîné par les liquides ou les aliments, la trichina spiralis, des sangsues, des trématodes, le distomum crassum, hematobium, dans une large ulcération ; l'anthomyx curricularis et des larves de diptères (Legendre, *Appendice;* Eichhorst, *Path. int.,* t. II, 1889, p. 334).

La plupart des vers contenus dans l'intestin agissent peu sur les sécrétions intestinales, au moins les tænias.

Les *ascarides,* surtout quand ils sont morts, donnent lieu à la production de toxines (Chauffard), qui produisent des symptômes typhoïdes. L'ensemble des symptômes généraux causés par ces vers a été décrit sous le nom d'helminthiase et de lombricose (voir Chauffard, *Sem. méd.*, 1895, et Bouet, *De la lombricose, etc.*, thèse Bordeaux, 1896).

Cette action exercée par les vers dans l'inoculation des matières septiques et microbiennes à travers la muqueuse intestinale par leur extrémité effilée, véritable lancette, a été soutenue depuis longtemps par Metchnikoff, et récemment par Guiard, qui considère le trichocéphale comme jouant un rôle important dans l'étiologie de l'appendicite, du choléra, de la dysenterie et de la fièvre typhoïde (Académie de Médecine, 18 octobre 1904).

Les *oxyures* peuvent causer de la diarrhée, *diarrhée vermineuse* avec expulsion de matières glaireuses; ils ont déterminé, en faisant des amas dans le rectum, de *violentes rectiles*.

L'*ankylostome duodénal*, ce parasite cause de la chlorose des tropiques, de l'Orient, de l'Egypte, qu'on a retrouvé en Allemagne, en Suisse, en Sardaigne, en France, en Hongrie, où il amène l'*anémie des tunnels*, la *cachexie des mineurs*, l'*anémie des briquetiers*, perforc la muqueuse intestinale et lui enlève son sang. Il semble vivre du plasma sanguin, tandis que les globules rouges passent intacts dans l'intestin.

La propagation de la maladie se fait au moyen des matières fécales qui contiennent des milliers d'œufs. Au début, ce sont les troubles digestifs qui donnent des alternatives de constipation et de diarrhée, puis survient la période d'anémie avec tous les signes de cet état morbide : pâleur, perte des forces, vertiges, suffocations. Dans cette période, les malades présentent des symptômes d'alliotrophagie, mangent de la terre et des substances impropres à l'alimentation; ils rendent des selles brunes et noirâtres composées d'un grand nombée de globules sanguins. L'anémie s'accentue et tantôt après une marche aiguë, tantôt après une marche chronique, ils tombent dans la marasme et succombent au milieu des symptômes d'une anémie progressive des centres nerveux.

La destruction de ce redoutable ver est un des plus graves problèmes d'hygiène professionnelle de notre époque.

L'*anguillule stercorale*, l'amœba coli, le balantidium ou paramœcium coli. Le *trichomonas intestinalis*, le *cercomonas intestinalis* ont été, tour à tour, considérés comme la cause des diarrhées dysentériformes observées dans diverses régions, surtout dans les pays chauds.

Le *cercomonas intestinalis* a été découvert dans les selles glaireuses et muqueuses de l'enfant, dans les selles du choléra, du typhus abdominal, de la diarrhée.

Le *trichomonas intestinalis* a été découvert dans la *diarrhée de la fièvre typhoïde et la péritonite.*

L'*anguillule stercoralis, anguillule de Normand,* a été considérée par cet auteur comme la cause de la dysenterie. Cette opinion a été abandonnée parce qu'il n'a pas été possible de reproduire les selles sanglantes et muqueuses de la dysenterie par l'introduction de ce nématode dans l'intestin.

L'*amœba coli* fut trouvé par *Lœsch* en 1875 dans l'intestin atteint d'ulcérations d'un paysan russe ayant présenté les signes de la dysenterie. Un très grand nombre d'observateurs se mirent à la recherche de l'amibe. On peut citer le travail de Councilman et Lafleur qui distinguent la dysenterie catarrhale, la dysenterie diphtéroïde et la dysenterie à amibes; le travail antérieur de Kartulis qui, sous l'influence de Koch, en 1883, avait trouvé aussi l'amibe dans la dysenterie d'Egypte, et publia un mémoire basé sur 5,000 cas. Parout, en Amérique, en Asie, en Europe, un grand nombre d'observateurs confirmèrent la présence de l'amibe dans les selles des dysentériques. Cependant, au milieu de cette unanimité, Grassi, Schumberg, Boas, etc., contestèrent l'action pathogène des amibes. Boas n'a pu les cultiver et croit surtout à leur action sur le chat.

Jürgens, qui a fait des expériences sur les chats, reproduit à peu près les lésions anatomo-pathologiques de la dysenterie. Il admet une entérite amibienne primaire et une entérite amibienne secondaire survenant sur des lésions intestinales tuberculeuses ou autres.

Les descriptions données par les divers observateurs de l'amæba coli sont dissemblables et laissent planer un doute sur la constance de cet agent dans la dysenterie.

Un autre infusoire cilié : le balantidium coli, découvert par Malmesten en 1856, a été trouvé dans les selles de deux malades atteints d'entérocolite. Miller, à Kiel, dans les selles de vingt-sept malades; Urille, Afanassew, etc., ont trouvé le balantidium dans des selles de dysentériques; d'autres, dans des selles de malades où les signes de dysenterie faisaient défaut.

L'infection expérimentale a échoué entre les mains de Malmesten, Hlara, May. Cependant, Soloviov a conclu de ces recherches que le balantidium est l'agent pathogène des ulcérations du gros intestin.

C'est ici le lieu de parler des microbes qui ont été considérés comme les agents de cette affection. En avril 1884, Cornil présenta à l'Académie de Médecine une note de M. Widal et Chantemesse sur le *microbe de la dysenterie épidémique*. Ce bacille se retrouverait dans les parois intestinales, les ganglions et les organes profonds d'individus ayant succombé à la dysenterie; sa constatation dans les selles de cinq dysentériques, son absence dans les garde-robes de l'homme sain, les lésions qu'il occasionne dans l'intestin et dans les viscères des cobayes chez lesquels on l'a inoculé plaident en faveur de la spécificité.

C'est un petit bacille de 1 à 3 µ, arrondi à ses extrémités, ordinairement isolé ou par paires, ne prenant pas le Gram; c'est un bacille entre le coli-bacille et le bacille d'Eberth. Depuis quatorze ans, affirme M. Chantemesse (*Méd. mod.*, 1902, p. 244), des recherches faites en Allemagne (Kruse), en Italie et en Egypte (Celli), au Japon (Shiga), aux Philippines (Hexned, Strong), aux Indes occidentales, aux Etats-Unis (Wedder, Dural), en Chine, en Algérie, en France (Arnaud, Roger, Moreul et Rieux) confirment son action spécifique. Des hommes soumis à l'ingestion de cette espèce microbienne ont pris une dysenterie parfaitement caractérisée.

En 1903, MM. Vaillard et Dopter ont communiqué à l'Académie de Médecine (5 et 12 mai 1903) le résultat de leurs recherches au cours d'une épidémie de dysenterie qui a sévi sur de nombreux soldats à Vincennes en 1902; ils ont retrouvé le bacille découvert par MM. Chantemesse et Widal, et étudié par Shiga. Des cultures pures inoculées à des lapins, à des jeunes chiens, à des porcs, ont déterminé les lésions de la dysenterie humaine spontanée. Inoculé sous la peau, il va se fixer sur la muqueuse du gros intestin et des ganglions mésentériques. Ils trouvent dans ce fait une preuve décisive de la spécificité de ce microbe.

Mlle Broïdo a consacré, en 1903, *aux dysenteries* une *étude critique* (thèse de Paris, 1903, Naud, édit.), où se trouvent exposés dans une riche documentation tous les travaux sur la question. Elle conclut (p. 145) en admettant deux grands groupes de dysenterie :

1° Un premier type de dysenterie (amibienne);

2° Un second type bacillaire;

3° En dehors de ces deux groupes de dysenterie nettement admis, elle fait un troisième groupe d'attente :

a. La dysenterie à balantidium coli;

b. Les dysenteries dues aux bacilles d'Ogata, de Roger, le cocco-bacille de Lesage, ainsi que tous les bacilles dits pseudo-dysentériques. De tous ces bacilles, les résultats de la sérothérapie plaident en faveur de la spécificité du cocco-bacille de Lesage.

4° La dysenterie à microbes d'origine banale semble peu probable;

5° Quant à en faire une variété du colibacille, il n'est pas plus probable que le microbe de la dysenterie soit un dérivé du colibacille que le bacille d'Eberth n'est lui-même qu'une modification du colibacille. Il résulte de nombreuses recherches à ce sujet que cette parenté n'a pu être démontrée.

En fin de compte, il y a plusieurs dysenteries, mais seule la dysenterie épidémique aurait une origine amibienne ou bacillaire. Tout récemment (Soc. méd. des hôp., oct. 1904), M. Dopter a constaté la contagiosité en France de la dysenterie par l'amœba coli, alors que, jusqu'ici, les foyers qui sévissaient à Toulon, à Marseille étaient considérés comme stériles.

Il y a sans doute des microbes favorisants et des causes adjuvantes non négligeables.

En dehors de l'amibe, du microbe, les *conditions du milieu, l'influence de la grande chaleur, les vicissitudes atmosphériques, la fatigue, les excès d'alcool, la dépression morale, le défaut d'hygiène*, prédisposent singulièrement l'organisme aux atteintes de la dysenterie. Fournier et Antoine ont ajouté comme cause le *paludisme*. Mais quelques auteurs font de l'entérite palustre chronique une maladie à part qu'il ne faut pas confondre ni avec la dysenterie ni avec l'entérite des pays tropicaux. L'entérite palustre sévit dans les pays où on ne rencontre ni la dysenterie, ni l'entérite des pays tropicaux; elle se montre chez des malades qui ont eu des accès paludéens.

Elle peut succéder à des lésions dysentériformes ou être chronique d'emblée.

Comme symptômes : diarrhée chronique, crampes, vomissements, diarrhée, anorexie, dégoût de la viande; à l'autopsie: congestion, atrophie de la muqueuse, ulcérations. (Voir Brouardel et Gilbert, t. IV, p. 582, et Catrin, *Du paludisme chronique;* biblioth. Charcot, Debove.)

L'*entérite chronique des pays tropicaux*, qui ressemble si complètement dans sa dernière phase à la dysenterie, est caractérisée dans la première période par un flux diarrhéique matinal séreux, puis séro-muqueux, puis bilieux, jamais de sang (Leroy de Méricourt et Layet). Les malades s'affaiblissent de plus en plus, deviennent cachectiques et sont emportés par l'anémie; à cette période, les selles sont farineuses, crémeuses et comme semées de grains de semoule (Layet). Ils peuvent être également emportés par une maladie intercurrente : choléra, dysenterie, fièvre pernicieuse.

A l'autopsie : atrophie de tout le tube digestif, villosités, glandes, follicules clos, ulcérations, atrophie et dégénérescence graisseuse du foie (Layet, Corre et Talayrach).

Parmi les médecins des colonies, les uns regardent l'*entérite chronique* des pays chauds et la *dysenterie* comme une seule et même affection (Bertrand [1] et Fontan). Les autres, Kelsch et Kiener les considèrent comme deux affections distinctes. (*Path. int.*, Brouardel et Gilbert, t. IV, p. 580-581.)

Au point de vue clinique, il n'est pas douteux que la dysenterie aiguë diffère de l'entérite chronique des pays surtout dans la première période.

[1] Bertrand. Contribution à la pathogénie de la dysenterie (*Revue de Médecine*, 1897, p. 477 et suivantes).

Les selles du début dans la dysenterie sont bilieuses, muqueuses, indolentes. Elles deviennent de plus en plus visqueuses et sont formées de grumeaux jaunâtres, striés de sang. Ce sont plus tard des viscosités souillées semblables aux crachats du début de la pneumonie. A mesure que les ulcérations s'établissent, les selles ont l'aspect de *lavure de chair* et contiennent des débris de membrane, des sortes de raclures de chair, qui leur a fait donner le nom caractéristique de *raclures de boyaux*. Ces petits lambeaux sont formés par des fragments plus ou moins grands de la muqueuse et de la celluleuse. Quand les ulcérations ainsi formées viennent à suppurer, on rencontre du pus mélangé aux matières fécales. Ces évacuations, dont le nombre peut aller de cinquante à deux cents par vingt-quatre heures et dont la masse liquide évacuée peut atteindre jusqu'à 4 et 5 litres, sont d'une extrême fétidité.

Ces évacuations, indolores dans la première période, s'accompagnent plus tard de coliques, d'épreintes de ténesme.

Les pertes de liquide, les douleurs, l'impossibilité de se reposer, ont bientôt raison des plus robustes constitutions. La langue devient rouge et luisante, la soif extrême; les urines se suppriment, la voix s'éteint, les extrémités se refroidissent et le malade succombe au milieu de symptômes semblables à ceux de l'entérite chronique des pays chauds ou du choléra.

La maladie affecte des formes diverses : *bénigne, bilieuse, hémorragique, typhoïde, cholériforme, gangréneuse* dont l'étude ressort à la pathologie interne.

Quand les intestins ont été le siège d'une inflammation chronique, que la muqueuse est atrophiée ou qu'elle a subi la dégénérescence amyloïde, que sa fonction est abolie, les aliments sont très incomplètement digérés ou même, surtout les végétaux, à peine attaqués par les sucs digestifs; ils sont rendus comme ils ont été pris, mélangés à des mucosités ou à des matières fécales. C'est ce qu'on a désigné sous le nom de *lientérie*.

La maladie est beaucoup plus fréquente chez les enfants. « Les selles sont grisâtres, blanches ou légèrement acides; elles sont formées par la caséine du lait incomplètement digérée, et souvent elles contiennent une forte proportion de graisse (diarrhée graisseuse de Demme et Biedert, Tschernow). Cette variété est due à une insuffisance de la fonction digestive : le suc pancréatique ne saccharifie pas l'amidon et ne peptonise pas les albuminoïdes (Gilbert). Dans ces cas, l'enfant s'amaigrit et peut arriver à l'*athrepsie*. Une alimentation trop riche en graisse, trop copieuse, peut aussi rendre l'enfant dyspeptique.

La lientérie peut, dans certains cas circonstanciés, être symptomatique d'une tuberculose intestinale (Hutinel et Thiercelin, art. DYSPEPSIE, *Path. int.*, Brouardel et Gilbert, t. IV, p. 788).

On a vu plus haut la nécessité de l'inspection des selles pour en déterminer la *quantité*, la *couleur*, la *consistance*, la *forme*, la *présence du sang*, de la *sérosité*, du *pus*, des *mucosités*, des *gaz*. On devra, en outre, y rechercher la *réaction* qui est presque toujours acide et même hyperacide quand il y a des fermentations acides, tandis qu'elle est neutre ou *alcaline* dans la diarrhée verte des enfants.

A la simple vue, on peut y observer des débris d'aliments : viande, tendons, aponévroses; légumes divers: choux, salades, lentilles, haricots, fragments de pommes de terre; chez les enfants, des blocs de caséine, de graisse non attaquées; des larves d'insectes, des mouches, des ascarides, des oxyures, des cucurbitins et des corps étrangers dont la liste serait trop longue à citer. Ils sont tantôt ronds et lisses comme des perles de verre, tantôt aigus comme des épingles, des clous.

Des calculs stercoraux avec, pour centre, un pépin, un noyau de cerise et ressemblant à des calculs biliaires. Des calculs biliaires qui nécessitent le plus souvent le tamisage des selles pour être retrouvé; de la lithiase intestinale, des fausses membranes revêtant les aspects les plus divers, *simulant le tænia* ou d'autres parasites ou même des lambeaux de l'intestin. On y trouve également des portions d'intestin nécrosé, des tumeurs détachées de leurs pédicules : polypes muqueux, fibromes, lipomes.

Il serait important de connaître la chimie des selles qui n'est que très incomplètement étudiée à cause de la difficulté de ces recherches et de la répugnance qu'elles inspirent quoiqu'on puisse se mettre à l'abri de cet inconvénient en les plaçant sous une couche d'éther.

L'examen microscopique, fait à l'aide de grossissements variés, aidés de divers réactifs : acide acétique, potasse, éther, iode, couleurs d'aniline, permet de retrouver des parties qui avaient échappé à l'œil nu.

On rencontre d'abord des débris de substances animales : fibres musculaires à divers états de digestion, tissu conjonctif, fibres élastiques, grains et cristaux d'acides gras; des éléments cellulaires de l'intestin : cellules épithéliales et cylindriques, des globules muqueux et purulents qui indiquent un travail ulcéreux (Nothnagel), des cellules d'amidon, de la cellulose, des hématies mêlées à des cristaux d'hémoglobine. On devra rechercher l'hémoglobine quand on soupçonne un processus ulcéreux de l'estomac ou du duodénum qui ne se traduit par aucune hémorragie apparente.

Des cristaux de phosphate ammoniaco-magnésien, solubles dans l'acide acétique, *cristaux absents dans les selles des ictériques.*

Des sulfates, phosphates et carbonates de chaux, lactate, oxalate de chaux, cholestérine, cristaux de Charcot-Neumann, des cristaux hématiques, de bilirubine, boules de leucéine et de tyrosine.

La *recherche des œufs de parasites*, recherches de la plus haute importance surtout quand il s'agit de l'ankylostome duodénal, cause de l'anémie des mineurs, de l'anguillule, des amibes et même des crochets d'hydatides.

La recherce des microbes est également d'une grande utilité, non seulement celle du bacterium lactis aerogenes, mais celles du bacille coli-communis, du subtilis, du staphylocoque et du streptocoque, mais encore de ceux qui ont une virulence spéciale, comme le bacille de Koch. Ces rapides indications ont pour but de montrer toute l'importance des recherches chimiques, microscopiques et bactériologiques, recherches du ressort des laboratoires d'anatomie pathologique et de la clinique.

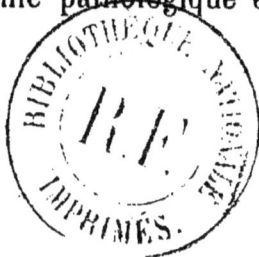

www.ingramcontent.com/pod-product-compliance
Lightning Source LLC
Chambersburg PA
CBHW071215200326
41519CB00018B/5541